J. MOURE

MANUEL PRATIQUE DES MALADIES DES FOSSES NASALES ET DE LA CAVITÉ NASO-PHARYNGIENNE

avec 53 figures dans le texte

et 4 planches hors texte

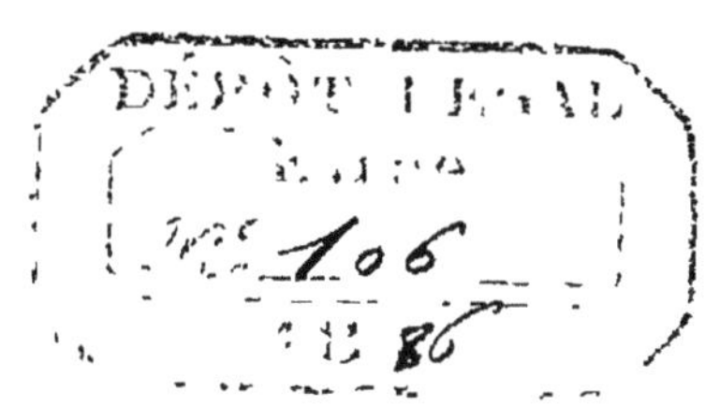

MANUEL PRATIQUE

DES

MALADIES DES FOSSES NASALES

ET DE LA

CAVITÉ NASO-PHARYNGIENNE

BIBLIOTHÈQUE DE L'ÉLÈVE ET DU PRATICIEN

Collection publiée dans le format in-18 jésus. Cartonnage diamant, tranches rouges

OUVRAGES PARUS DANS CETTE COLLECTION :

Histoire de la médecine d'Hippocrate à Broussais et ses successeurs, par le Dr J.-M. GUARDIA. 1 vol. de 600 p. 7 fr.

Manuel pratique de médecine mentale, par le Dr E. RÉGIS, ancien chef de clinique de la Faculté de médecine de Paris à Sainte-Anne, précédé d'une préface de M. B. BALL, professeur de clinique des maladies mentales à la Faculté de médecine de Paris. 1 vol. de 600 pages avec pl. 7 fr. 50

Manuel pratique de laryngoscopie et de laryngologie, par le Dr G. POYET, ancien interne des hôpitaux de Paris. 1 vol. de 400 pages avec figures dans le texte et 24 dessins chromolithographiques hors texte. 7 fr. 50

Manuel pratique des maladies de l'oreille, par le Dr P. GUERDER. 1 vol. de 320 pages. 5 fr.

Manuel pratique des Maladies des Fosses nasales, par le Dr MOURE. 1 vol. de 300 pages avec 60 figures et 6 planches hors texte. 5 fr.

Manuel d'ophthalmoscopie, par le Dr A. LANDOLT, directeur du laboratoire d'ophthalmologie à la Sorbonne. 1 vol. avec figures dans le texte. 3 fr. 50.

Hygiène de la vue, par le Dr G. SOUS (de Bordeaux). 1 vol. de 350 p. avec 67 fig. 6 fr.

Manuel d'accouchement et de pathologie puerpérale, par A. CORRE, professeur agrégé d'accouchement à l'Ecole de médecine de Brest. 1 volume de 650 pages avec 80 figures et 4 planches chromolithographiques hors texte. 6 fr.

Traité pratique des maladies des organes sexuels, par le Dr LANGLEBERT. 1 vol. de 550 pages avec figures. 7 fr.

Manuel clinique de l'analyse des urines, par P. YVON, pharmacien de 1re classe, ancien interne des hôpitaux de Paris, 2e édition, revue et augmentée. 1 vol. de 320 pages, avec 37 figures dans le texte et 4 planches hors texte. 6 fr.

Manuel pratique des maladies de la peau, par le Dr F. BERLIOZ, professeur à l'Ecole de médecine de Grenoble. 1 vol. de 500 pages. 6 fr.

Traité pratique de massage et de gymnastique médicale, par le Dr SCHREIBER, ancien professeur libre à l'Université de Vienne, membre des Sociétés d'hygiène et d'hydrologie de Paris. 1 vol. de 350 pages avec 117 figures. 7 fr.

Manuel d'hydrothérapie, par le Dr Paul DELMAS, inspecteur du service hydrothérapique de l'hôpital Saint-Anne de Bordeaux. 1 vol. de 600 pages avec 39 figures, 9 tableaux graphiques et 60 tracés. 6 fr.

Manuel pratique de médecine thermale, par le Dr H. CANDELLÉ, ancien interne des hôpitaux de Paris, membre de la Société d'hydrologie médicale. 1 vol. de 450 pages. 6 fr.

Guide thérapeutique aux eaux minérales et aux bains de mer, par le Dr CAMPARDON avec une préface de M. Dujardin-Beaumetz. 1 vol. de 300 pages. 5 fr.

Manuel d'hygiène et d'éducation de la première enfance, par le Dr BOURGEOIS, médecin-major de la garde républicaine. 1 vol. de 170 pages. 3 fr.

Des vers chez les enfants et des maladies vermineuses, par le Dr Elie GOUBERT, ouvrage couronné (médaille d'or) par la Société protectrice de l'Enfance. 1 vol. de 180 pages, avec 60 figures dans le texte. 4 fr.

Manuel de dissection des régions et des nerfs, par le Dr Charles AUFFRET, professeur d'anatomie et de physiologie à l'Ecole de médecine navale de Brest. 1 vol. de 471 pages, avec 60 figures originales dans le texte, exécutées pour la plupart d'après les préparations de l'auteur. 7 fr.

Nouveaux éléments d'histologie, par le Dr R. KLEIN, professeur adjoint d'anatomie et de physiologie à l'Ecole médicale de Saint-Bartholomew's hospital de Londres, traduit de l'anglais et augmenté de nombreuses notes, par le Dr G. VARIOT, chef de clinique des Enfants assistés et préparateur des travaux d'histologie de la Faculté de médecine de Paris, et précédé d'une préface du professeur Ch. ROBIN. 1 vol. de 540 pages avec 183 figures, 8 fr.

Nouveaux éléments de chirurgie opératoire, par le Dr CHALOT, professeur agrégé à la faculté de médecine de Montpellier. 1 vol. de 750 pages avec 498 figures. Prix. 8 fr.

Manuel d'Embryologie humaine et comparée, par le Dr Ch. DEBIERRE, professeur agrégé à la faculté de médecine de Lyon, chef des travaux anatomiques. 1 vol. de 794 pages avec 321 figures dans le texte et 8 planches en couleur hors texte. 8 fr.

Manuel pratique de médecine militaire, par le Dr AUDET, médecin-major à l'Ecole spéciale militaire de St-Cyr. 1 vol. de 300 planches avec planches hors texte. 5 fr.

Guide du médecin et du pharmacien de réserve de l'armée territorale et du médecin auxiliaire, par A. PETIT, médecin aide-major de 1re classe attaché à la direction du service de santé du 16e corps d'armée. 1 vol. de 259 pages, avec figures et planches en couleur. 5 fr.

MANUEL PRATIQUE
DES MALADIES
DES
FOSSES NASALES
ET DE LA
CAVITÉ NASO-PHARYNGIENNE

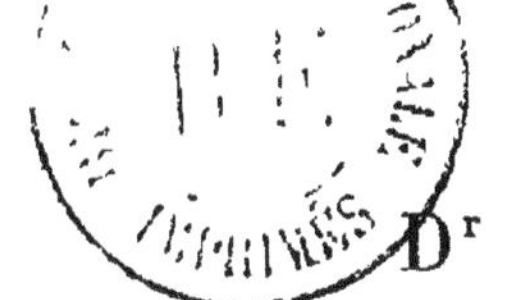

PAR LE

Dr E.-J. MOURE

Professeur libre des maladies du larynx, des oreilles et du nez.
Directeur de la *Revue mensuelle de laryngologie, otologie et rhinologie*, etc.

Avec 53 figures dans le texte

ET 4 PLANCHES EN LITOGRAPHIE, HORS TEXTE

PARIS
OCTAVE DOIN, ÉDITEUR
8, PLACE DE L'ODÉON, 8
1886

INTRODUCTION

L'étude des maladies des fosses nasales a pris, depuis ces dernières années, un tel développement, qu'il m'a semblé utile de réunir dans un même volume les principales notions que tout médecin praticien doit aujourd'hui connaître. C'est donc surtout au point de vue pratique que je me suis efforcé de rédiger ce petit manuel, évitant le plus possible toute discussion susceptible de rendre obscurs certains chapitres de cette nouvelle pathologie. C'est ainsi qu'écartant les longues théories, j'ai essayé de résumer les opinions généralement admises par ceux qui se sont occupés des différentes affections du nez, désireux surtout d'éviter aux lecteurs, peu familiers avec les examens rhinoscopiques, la description de détails souvent d'une importance minime et dont l'exposé suffit bien souvent pour rendre moins clair le sujet principal.

Si j'ai écourté plusieurs chapitres qui paraissaient être d'une importance capitale, c'est que ces derniers avaient déjà été traités d'une manière magistrale, soit dans nos encyclopédies médicales, soit dans nos traités de pathologie externe. C'est ainsi que je me suis cru autorisé à parler brièvement des polypes naso-pharyngiens, des opérations que nécessitent ces tumeurs, de la rhinoplastie et des affections cutanées de l'organe de l'odorat.

A ce titre aussi je n'ai intercalé dans le texte que les instruments les plus pratiques et les plus usuels. Je me suis également permis d'ajouter, à la fin du volume, quelques planches lithographiques, la plupart empruntées à l'excellent Atlas anatomique et anatomo-pathologique de Zuckerkandl. Ces figures représentent, d'une manière aussi parfaite que possible, les principales lésions des cavités nasales.

Je n'ai point la prétention d'offrir au public médical, et surtout aux spécialistes, un livre complet sur les maladies des fosses nasales et de la cavité naso-pharyngienne, mais cependant je dois dire que je me suis efforcé de le mettre au courant des dernières découvertes faites dans la science rhinologique.

Enfin, si je me suis borné dans le cours de ce travail, à citer le nom de quelques auteurs faisant autorité ou ayant des opinions spéciales, je me suis pourtant abstenu d'encombrer mon travail d'un Index bibliographique, et à ce point de vue, je me suis borné à indiquer, à la fin du volume, les principales publications périodiques ou les principaux traités dans lesquels le lecteur, désireux de faire des recherches sur quelque point spécial, trouvera des indications bibliographiques se complétant les unes les autres.

Dr E.-J. MOURE.

Bordeaux, le 1er décembre 1885.

MANUEL PRATIQUE

DES

MALADIES DES FOSSES NASALES

ET DE LA

CAVITÉ NASO-PHARYNGIENNE

ANATOMIE DES FOSSES NASALES

Les fosses nasales peuvent être décrites avec Zuckerlandl comme représentant une vaste coquille formée par les excavations des os maxillaires, très largement ouverte en avant et en arrière, divisée par une cloison médiane et dans laquelle font saillies, en haut, les cellules ethmoïdales et, sur les côtés, les vrais cornets (inférieurs).

Si l'on ne tient aucun compte des différentes saillies qui viennent combler en partie les fosses nasales, on peut décrire chacune de ces cavités comme essentiellement constituée par quatre faces et deux ouvertures : une face supérieure ou voûte, une inférieure ou plancher et deux latérales, l'une interne et l'autre externe.

Les ouvertures des fosses nasales sont au nombre de deux pour chaque cavité : l'antérieure ou narine regardant directement en bas, la postérieure (orifices postérieurs ou choanes) ayant une forme ovalaire dont le diamètre vertical mesure chez l'adulte environ 2 à 2 cent. et demi, tandis que le diamètre horizontal n'a guère que la moitié du précédent.

Paroi supérieure. — La paroi supérieure, ou voûte des fosses nasales, horizontale dans sa partie moyenne (ethmoïdale), où elle est formée par le tiers antérieur de la base du crâne et la lame criblée de l'ethmoide, s'incline assez obliquement en avant (partie nasale) et en bas, où elle est formée par l'épine nasale du frontal et les os propres du nez; elle s'incline également en bas et en arrière dans sa partie postérieure (sphénoïdale), étant limitée à ce niveau par le corps du sphénoïde et l'apophyse basilaire de l'occipital.

Paroi inférieure ou plancher. — Le plancher des fosses nasales à peu près horizontal dans toute sa longueur, se trouve constitué par la face supérieure de la voûte palatine, qui se compose elle-même de l'apophyse palatine du maxillaire supérieur en avant, et de la lame horizontale de l'os palatin en arrière.

Faces latérales. — Nous aurons à considérer une face interne et une externe, ayant toutes deux une direction à peu près parallèle.

A. *La face interne*, formée par la cloison médiane du nez resterait, d'après Zuckerkandl, verticale et médiane jusque vers l'âge de sept ans, puis, à partir de cette époque, elle s'incurverait plus ou moins d'un côté ou de l'autre. Welcker affirme même que, dès l'âge de quatre ou cinq ans on commence à observer une déviation de cette partie du nez.

Cette face se compose du vomer, de la lame perpendiculaire de l'ethmoïde et du fibro-cartilage de la cloison du nez.

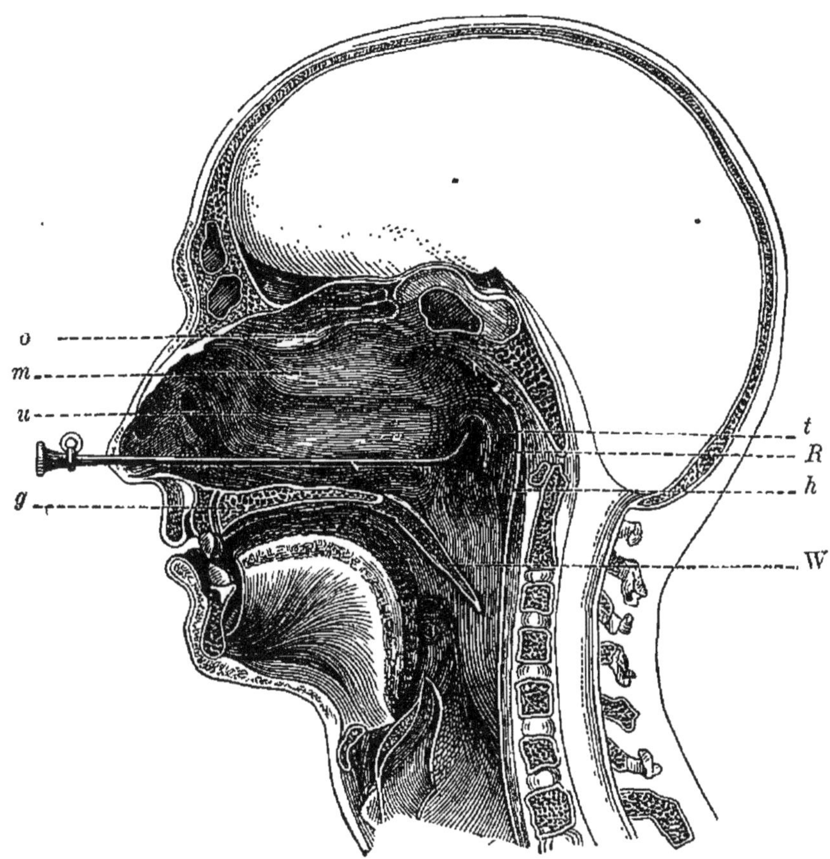

FIG. 1. — Coupe verticale de la cavité naso-pharyngienne.

u, cornet inférieur du nez ; — *m*, cornet moyen ; — *o*, cornet supérieur ; — *g*, voûte du palais ; — *W*, voile du palais ; — *h*. paroi postérieure du pharynx ; — *R*, fosse de Rosenmüller ; — *t*, bourrelet postérieur de la trompe d'Eustache. Un cathéter est introduit dans la trompe.

B. La face externe, de beaucoup la plus compliquée et la plus complexe, est aussi à peu près verticale elle est formée par l'os unguis, la lame orbitaire de l'ethmoïde, la face interne du maxillaire supérieur, la lame perpendiculaire de l'os palatin et l'aile interne de l'apophyse ptérygoïde. C'est sur cette partie du squelette des fosses nasales que nous trouvons trois ou quatre saillies osseuses enroulées sur elles-mêmes en forme de volute et désignées sous le nom de cornets. Suivant la place qu'ils occupent par rapport au plancher et à la voûte du nez, on les désigne sous le nom d'inférieurs, moyens et supérieurs. Tous les cornets sont horizontaux à leur point d'insertion, mais ils s'enroulent ensuite sur eux-mêmes d'une manière absolument irrégulière, variant non seulement avec chaque sujet, mais avec chaque fosse nasale. Au niveau de leur partie postérieure, les trois cornets sont insérés sur une ligne à peu près verticale, mais plus ils se rapprochent de la voûte de la cavité nasale, plus leurs dimensions deviennent petites. C'est ainsi que le cornet inférieur arrive presque jusqu'à l'orifice des narines antérieures, tandis que le cornet moyen en est plus éloigné, et le, ou les cornets supérieurs encore bien davantage. Le cornet inférieur seul, formé d'un os indépendant, est de beaucoup le plus dense et le plus développé.

Les cornets moyens et supérieurs dépendent, au contraire, de l'ethmoïde et sont formés d'une lame osseuse parfois extrêmement mince et délicate.

D'après Zuckerkandl, dans le tiers des cas, on rencontrerait un quatrième cornet formé par la division du cornet supérieur et encore plus petit que ce dernier.

Les espaces compris entre les cornets portent le

nom de méats et, suivant la position qu'ils occupent, sont désignés sous le nom de méats inférieurs (entre le plancher des fosses nasales et le cornet inférieur), méats moyens (entre le cornet inférieur et moyen) et méats supérieurs (entre le cornet moyen et le supérieur).

Dans le tiers antérieur du méat inférieur, se trouve l'orifice inférieur du canal nasal, caché, sur le vivant, par un repli de la muqueuse du nez; dans le méat moyen, au niveau de la paroi externe, vers la partie antérieure, on aperçoit une fente semi-lunaire (hiatus semi-lunaris, infundibulum), dirigée en avant et en bas et faisant communiquer les fosses nasales en haut et en avant avec les sinus frontaux, en bas et en arrière avec le sinus maxillaire, ou antre d'Hygmore.

Muqueuse pituitaire. — La muqueuse des fosses nasales se continue en avant avec la peau au niveau de l'orifice des narines et, en arrière, avec la muqueuse du pharynx. La couche profonde est formée d'un tissu fibreux qui se moule sur toutes les anfractuosités et les saillies que l'on observe dans les fosses nasales, et d'une couche superficielle ou muqueuse qui contient les glandes et les vaisseaux. Parfaitement lisse et assez mince au niveau de la cloison, du plancher et de la voûte des fosses nasales, la muqueuse est plus lâche et plus épaisse dans presque toutes les autres parties du nez, envoyant des prolongements, ou se continuant avec la muqueuse qui tapisse les cavités accessoires du nez (sinus frontaux, maxillaires etc.) et les conduits qui y aboutissent (canal nasal, trompe d'Eustache).

Le tiers supérieur des fosses nasales, qui reçoit les ramifications du nerf olfactif est désigné sous le nom de *région olfactive;* le reste de la cavité s'appelle *région respiratoire.*

La membrane pituitaire est recouverte d'un épithélium cylindrique à cils vibratils, sauf au niveau de l'orifice antérieur où il est pavimenteux.

Les glandes de la muqueuse, bien étudiées par Sappey, sont des glandes en grappes très nombreuses et disséminées sur toute la surface de la muqueuse, surtout au niveau de la partie inférieure (région respiratoire).

Artères. — La muqueuse pituitaire contient un grand nombre de vaisseaux qui se ramifient à sa surface et permettent d'expliquer la fréquence relative des hémorragies nasales ou epistaxis. Les branches principales sont la nasale, la spheno-palatine, la ptérygo-palatine venant de la maxillaire interne et l'ethmoïdale de l'ophtalmique.

Veines. — Les veines sont également très nombreuses et accompagnent les artères. Les veines ethmoïdales vont s'ouvrir dans le sinus longitudinal supérieur passant par le trou borgne, les nasales forment l'origine de l'ophtalmique, établissant une communication entre la circulation intra et extra-crânienne; les autres veines vont se jeter dans la faciale.

Lymphatiques. — Les vaisseaux lymphatiques se dirigent d'avant en arrière, venant passer au-devant de l'orifice des trompes pour se rendre vers les ganglions latéraux du pharynx.

Nerfs. — Les nerfs de la sensibilité générale viennent du maxillaire supérieur (sphéno-palatin) et de l'ophtalmique (nasal).

Les nerfs de la sensibilié spéciale sont les deux nerfs olfactifs qui se distribuent au niveau du tiers supérieur des fosses nasales (région olfactive) et se terminent dans les cellules décrites par Schultze et auxquelles on a donné le nom de cet auteur.

PHYSIOLOGIE

Le nez, placé comme une sorte de cornet ostéo-cartilagineux, à la partie antérieure et supérieure des fosses nasales, est non seulement l'organe de l'odorat, mais il remplit encore d'importantes fonctions dans les phénomènes si complexes de la respiration et de la phonation (voix et chant).

A. Olfaction. — A l'état normal, l'air chargé des émanations odorantes est obligé pour traverser les fosses nasales pendant l'inspiration, de venir se briser contre la voûte de cette cavité et de se disperser dans les anfractuosités des fosses nasales et dans les sinus, de telle sorte que toutes les particules odorantes contenues dans l'air inspiré, viennent se mettre en contact avec tous les points de la muqueuse pituitaire et impressionner les dernieres ramifications du nerf olfactif. Lorsque le nez fait défaut, l'olfaction se trouve profondément troublée, parce qu'au moment de l'inspiration, le courant d'air suit le plancher des fosses nasales qui est évidemment le chemin le plus court pour arriver aux poumons.

L'air expiré peut aussi faire naître des sensations d'odeur, quoique moins vives cependant. Cette différence tient évidemment au mécanisme différent de l'inspiration et de l'expiration ; car au moment de l'inspiration, le vide qui tend à se former dans la poitrine, attire l'air des parties supérieures, c'est-à-dire celui des fosses nasales et de tous leurs sinus, avec une certaine force (Béclard). L'air du dehors venant combler ce vide a donc une grande tendance à renouveler l'air des sinus et, par conséquent, à faire pénétrer dans la partie supérieure des fosses nasales les particules odorantes contenues dans l'air respiré. Au moment de l'expiration au contraire, l'air qui vient des poumons passe par des orifices très larges et n'a qu'une très faible tendance à déplacer celui qui est contenu dans les anfractuosités nasales. De plus, l'air pénètre difficilement dans le méat supérieur (Bresgen), qui se trouve protégé par le *corps* du sphénoïde en arrière.

Les narines jouent également un rôle important dans l'olfaction (Réau, Sappey), car si la muqueuse pituitaire est impressionnée par des odeurs désagréables ou irritantes, elles se contractent pour tempérer la sensation olfactive.

Etant donné le rôle capital que jouent les phénomènes de la respiration dans l'exerciee de l'odorat, on comprendra facilement que l'on puisse à volonté supprimer cette sensation en n'inspirant pas par le nez, et atténuer notablement les impressions olfactives en respirant largement, la bouche ouverte, de manière que le courant d'air passe presque entièrement par la cavité buccale.

Comme le fait remarquer avec juste raison Müller, indépendamment de l'odorat, le nez possède aussi le sens du toucher, car il ressent le froid, le chaud, les chatouillements, la douleur, etc. Ces nerfs de sensibilité générale ne sauraient remplacer le nerf olfactif, comme le démontre, en effet, l'exemple des personnes privées d'odorat qui conservent leur sensibilité tactile.

Faut-il ajouter que l'impressionnabilité aux odeurs n'est pas la même chez tous les individus, et qu'elle peut varier dans des limites très étendues.

Le nez sert aussi dans une certaine mesure à perfectionner le sens du goût. Car si l'on mange le nez fermé, il devient impossible de distinguer la saveur des aliments ou des liquides que l'on absorbe. Les aliments paraissent sans goût, et l'on ne perçoit que leur saveur douce ou amère, salée ou acide.

B. Respiration. — A l'état normal, la respiration doit, au moins dans le repos, se faire exclusivement par le nez et la bouche rester close. Les fosses nasales, en forçant le courant d'air inspiré à faire un détour pour arriver jusqu'aux bronches, ont l'avantage d'élever la température de la colonne d'air et d'arrêter au passage toutes les poussières ou particules miasmatiques irritantes, qui tendraient à s'introduire dans les voies aériennes.

On comprendra facilement que tout état pathologique venant empècher la respiration nasale de s'accomplir normalement, pourra avoir des conséquences parfois très graves, ainsi que nous le verrons un peu plus tard.

C. Phonation. Voix. Chant. — Bornons-nous à rappeler ici que les fosses nasales servent de caisse de résonnance et que, pendant le chant surtout, bien des parties de l'organisme entrent en vibration à l'unisson du son qui se produit au niveau de la glotte et le renforcent.

Il est d'observation vulgaire que l'obstruction de l'une ou des deux fosses nasales, modifie profondément le timbre de la voix et constitue ce que l'on appelle le nasonnement, qui est dû à l'exagération du retentissement de la voix dans les cavités du nez [1].

ARRIÈRE-FOSSES NASALES

(CAVITÉ NASO-PHARYNGIENNE)

L'arrière-cavité des fosses nasales est, comme le dit Sappey, une sorte de vaste carrefour établissant une large communication entre les fosses nasales d'une part, les voies respiratoires et digestives de l'autre.

Beaucoup plus étendue dans le sens transversal que chaque fosse nasale, puisqu'elle n'est pas divisée par une cloison médiane, cette cavité nous présente à considérer six faces : une antérieure, une postérieure une supérieure, une inférieure et deux latérales (droite et gauche), ces deux dernières symétriques.

L'antérieure est formée au milieu et en haut par

[1] On comprendra que nous ne nous étendions pas ici sur l'émission de chaque voyelle, des consonnes ou de certaines syllabes; ces sortes de descriptions trouvant mieux leur place dans les traités de physiologie auxquels nous ne pouvons que renvoyer le lecteur.

la partie postérieure de la cloison, sur les côtés, par l'orifice postérieur des fosses nasales (choanes), et au-dessous par la face postérieure de la partie molle du voile du palais.

La partie postérieure, ou verticale, répond à l'axe antérieur de l'atlas et au corps de l'axis.

La face supérieure, ou voûte, répond à l'apophyse basilaire de l'occipital ; elle est très oblique de haut en bas et d'avant en arrière, se réunissant avec la paroi postérieure sous un angle de 130° environ. Lorsque l'on renverse fortement la tête en arrière, cette paroi devient presque verticale et se continue avec la face postérieure.

La paroi inférieure est formée par la face supérieure du voile du palais en avant; en arrière se trouve l'orifice qui fait communiquer les fosses nasales avec l'arrière-gorge.

Les faces latérales sont également verticales et séparées de la paroi postérieure, par un véritable sillon plus ou moins prononcé suivant les sujets et appelé fossette de Rosenmüller.

Un peu plus avant et sur le même plan se trouve l'orifice pharyngien de la trompe d'Eustache. Cet orifice, dont le diamètre habituel est environ d'un demi-centimètre regarde un peu en bas et en dedans; il se trouve sur le prolongement du cornet inférieur à la même hauteur et à une distance d'environ 10 à 15 millimètres de la partie postérieure de ce dernier.

L'orifice de la trompe est séparé de la fossette de Rosenmüller par la portion fibro-cartilagineuse de la trompe (paroi postéro-supérieure), qui, rudimentaire chez l'enfant, forme au contraire chez l'adulte et le vieillard une saillie assez considérable. La lèvre antérieure moins saillante, se confond presque avec la paroi latérale du pharynx.

Cette paroi latérale offre des rapports importants avec l'artère carotide, la veine jugulaire, les nerfs grand hypoglosse, glosso-pharyngien, le sympathique, tous situés entre le triangle formé par le ptérygoïdien interne en dehors, le pharynx en dedans et la colonne vertébrale en arrière.

Muqueuse. — La muqueuse qui tapisse l'arrière-cavité des fosses nasales se continue en arrière avec celle du pharynx et en avant avec le voile du palais et la pituitaire. Elle diffère toutefois de cette dernière par son épaisseur plus égale et par l'existence de follicules clos, principalement agglomérés au voisinage de la trompe d'Eustache, de la fossette de Rosenmüller, et surtout de la paroi supérieure ou voûte ; à ce niveau, les follicules sont parfois tellement nombreux qu'on les a désignés sous le nom d'amygdale pharyngée (Robin, Kölliker), ou glande de Luschka, nom de l'auteur qui en a donné une excellente description. — Nous verrons, dans le cours de ce travail, que l'hypertrophie de ce tissu peut occasionner des accidents assez graves qui n'ont été bien décrits que depuis ces dernières années.

L'épithélium de la muqueuse, vibratile au voisinage des trompes, devient pavimentueux dans tout le reste de cette cavité.

A la partie postérieure de l'amygdale pharyngienne

se trouve une dépression décrite d'abord par F.-J.-C. Mayer, puis par Luschka, Ganghofner, Tortual, etc. sous le nom de bourse pharyngienne. Son orifice quelquefois arrondi, plus souvent un peu allongé dans le sens transversal, a de 2 à 5 millim. de diamètre ; son corps se renfle, son fond se termine en pointe dans le périoste de l'apophyse basilaire, qui présente parfois à ce niveau une légère dépression. Sa profondeur est de 8 à 10 millim. chéz l'adulte, de 4 à 5 chez l'enfant. Sa paroi est constituée par une membrane cellulleuse avec fibres élastiques sous-épithéliales ; en dehors de cette couche existe du tissu reticulé avec quelques follicules rares et de très petite dimension chez l'enfant [1].

Vaisseaux et nerfs. — Les *artères* peu *considérables* viennent de la pharyngienne ascendante, de la ptérygo-palatine et de la maxillaire interne.

[1] La formation de la bourse pharyngienne se comprend aisément si on se reporte au développement du pharynx et de la base du crâne. Sur les embryons de mammifères au moment où va commencer la flexion crânienne, on voit le fond supérieur du pharynx en diverticule creux, à travers la base du crâne, vers le cerveau. Ce prolongement passe entre la partie sphéno-ethmoïdale et la partie sphéno-occipitale, qui, encore peu développées et sans connexion entre elles, sont à peine marquées par un léger épaississement du tissu fibreux limitant la cavité crânienne. La notocorde est en ce point tangente à la paroi postérieure du diverticulum pharyngien, qui, un peu au-dessous de son extrémité, porte un bourgeon creux destiné à former, d'après Seessel, la tonsille pharyngienne. Cette disposition a été notée chez des embryons de lapins entre le huitième et le dixième jour, et par Kölliker chez un embryon humain de quatre semaines. Un peu plus tard, le sphéno-ethmoïdal et le sphéno-occipital se développent l'un vers l'autre et se soudent. Alors la partie supérieure du diverticulum pharyngien est in-

Les *nerfs*, rares et grêles, sont fournis, ceux de la partie supérieure par la cinquième paire, et ceux des parois latérales par les glosso-pharyngiens et les pneumogastriques.

Les *vaisseaux lymphatiques*, plus développés et plus nombreux que ceux de la muqueuse des fosses nasales, se réunissent en deux ou trois troncs principaux pour aboutir à un ganglion assez volumineux situé sur les côtés, un peu en arrière du muscle constricteur du pharynx (Sappey).

PHYSIOLOGIE. — Nous nous sommes assez longuement étendus sur la physiologie des fosses nasales pour qu'il soit inutile de revenir sur ce sujet ; bornons-nous simplement à dire que la partie antérieure de la paroi inférieure, le voile du palais, joue un rôle important dans l'acte de la déglutition, empêchant par sa contraction les aliments solides, et liquides surtout, de refluer dans la cavité naso-pharyngienne. Pendant la phonation, le voile du palais exécute également des mouvements variés, suivant les lettres et les syllabes que l'on prononce.

cluse dans la cavité crânienne, où elle forme l'hypophyse (portion lymphoïde du corps pituitaire), la partie inférieure constitue la bourse pharyngienne. Que devient la portion du prolongement comprise entre la poche hypophysaire et la bourse pharyngienne? Disparaît-elle complètement? En reste-t-il des traces dans l'épaisseur de l'apophyse basilaire? C'est à cette dernière conclusion que tendent les recherches de Landzert, qui a trouvé dans le sphénoïde du nouveau-né un canal étroit, reste probable de la portion intermédiaire du diverticule pharyngo-hypophysaire. (Emprunté au travail du Dr E. Tédenat, sur les végétations adénoïdes, Paris 1885.)

RHINOSCOPIE

On peut pratiquer l'examen des fosses nasales de deux manières parfaitement distinctes. La première (rhinoscopie antérieure) se fait par l'orifice antérieur du nez, préalablement dilaté par le procédé que nous allons indiquer et la deuxième (rhinoscopie postérieure), bien plus difficile à pratiquer, se fait à l'aide d'un miroir placé au fond de la gorge, en arrière du voile du palais [1].

1° RHINOSCOPIE ANTÉRIEURE. — On peut et l'on doit même tout d'abord examiner la partie antérieure des fosses nasales en relevant simplement la pointe du nez en haut et en arrière, ce premier examen permettant de s'assurer de l'intégrité des orifices des narines. Mais, par ce procédé, il n'est guère possible de voir au-delà de l'extrémité antérieure du cornet inférieur; pour faire une exploration plus complète, l'on est obligé d'introduire dans la narine un speculum destiné à maintenir béantes et écarter les parois de cet orifice.

[1] Nous avons omis à dessein la rhinoscopie moyenne faite avec un petit miroir introduit sur le plancher des fosses nasales et la rhinoscopie par double réflexion (Voltolini), qui nous paraissent, sinon inutiles, au moins trop difficiles à pratiquer pour les praticiens peu habitués à manier les instruments laryngiens ou rhinoscopiques.

Les speculums qui nous paraissent remplir le mieux ce but sont, sans contredit, le speculum de Duplay,

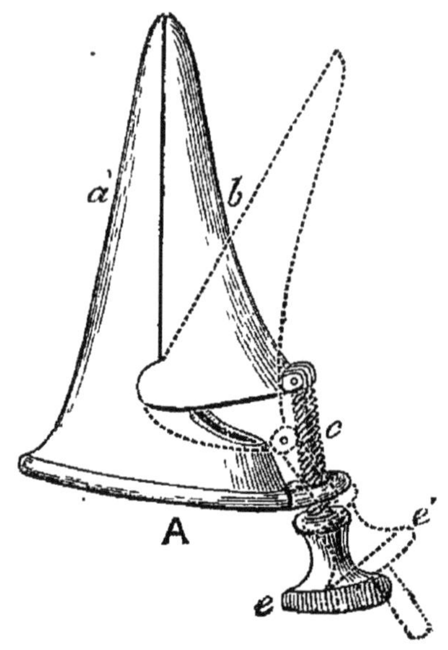

Fig. 2. — Speculum nasi de Duplay.

A, orifice du spéculum. — *a* et *b*, valves de l'instrument fermé ; le pointillé indique la position de la valve mobile au moment où le spéculum est ouvert. — *e*, *é*, Pas de vis servant à ouvrir graduellement l'instrument.

(fig. 2), ou celui de Schuster, d'Aix-la-Chapelle, qui n'est en somme qu'une modification heureuse du premier instrument ; dans ce dernier, en effet, les deux valves du speculum fermé sont un peu moins coniques, ce qui rend son introduction plus facile ; et l'instrument, quoique plus grand (fig. 4) à son ouverture, que celui de Duplay, ne s'ouvre pas aussi brusquement à son extrémité libre.

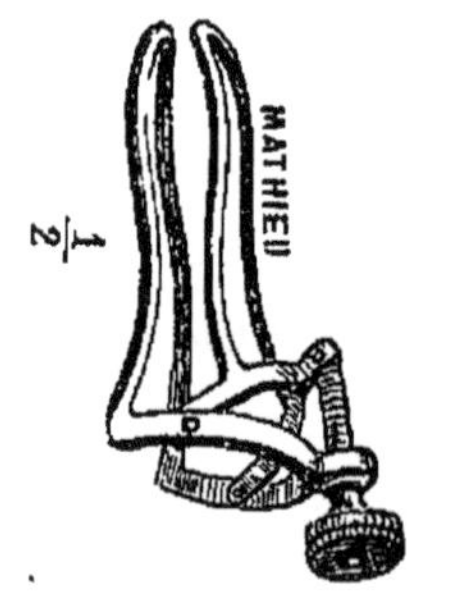

Fig. 3. — Speculum nasi fenêtré.

Dans quelques cas, il pourra également être utile d'employer le speculum bivalve fenêtré (FIG. 3) qui permettra d'inspecter les parties de la cloison et les

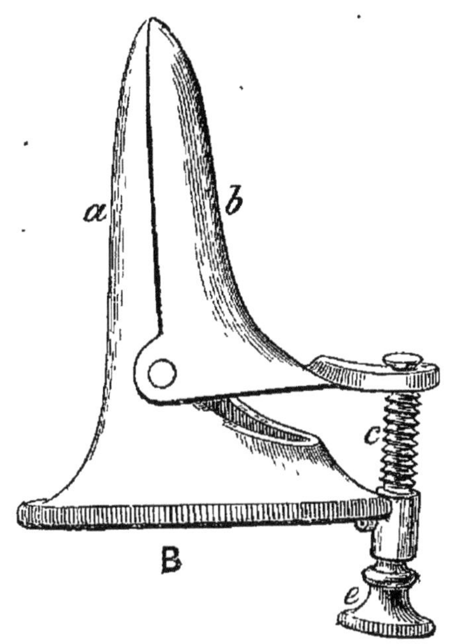

FIG. 4. – Spéculum nasi de Schuster (Aix-la-Chapelle).

ailes du nez sur lesquelles repose le speculum. Ce dernier a toutefois l'inconvénient de laisser passer les poils ou les écailles épidémiques situées à l'orifice des narines et, par conséquent, de restreindre le champ d'observation. Aussi le speculum fenêtré devra-t-il être réservé pour les affections qui ont leur siège tout à fait à la partie antérieure des fosses nasales.

Au contraire, dans les cas où l'on voudra examiner les parties profondes de la cavité nasale, on devra faire usage du speculum, ou entonnoir de Zaufal (FIG. 5), que l'on introduira doucement le long du plan-

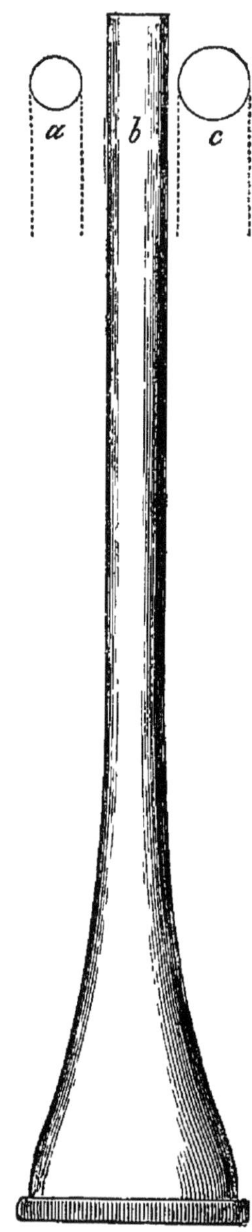

FIG. 5.— Speculum de Zaufal.

cher des fosses nasales, aussi avant qu'il sera possible, afin de pouvoir inspecter l'espace naso-pharyngien qu'il est fort difficile d'apercevoir à l'état normal avec les autres instruments d'exploration.

Une fois le speculum introduit dans la narine que l'on veut examiner, on devra projeter dans cette cavité un faisceau lumineux venant, soit du dehors (lumière solaire), soit d'un foyer lumineux artificiel aussi intense que possible. La lumière solaire offre trop d'inconvénients pour qu'elle puisse être couramment employée, aussi a-t-on dû recourir à l'éclairage artificiel. La lumière d'une lampe à huile ou à *pétrole*, celle d'un bec de gaz sont parfaitement suffisantes; mais pour pratiquer un examen rhinoscopique, il nous paraît inutile d'ajouter que si l'on peut obtenir un foyer lumineux plus intense, on rendra par ce fait l'examen de la cavité plus facile, puisque cette dernière sera mieux éclairée. Aussi conseillerons-nous aux praticiens qui ont l'occasion de pratiquer assez souvent l'examen des fosses nasales, du larynx, des oreilles et je pourrais même ajouter des autres cavités, d'employer l'appareil décrit ci-dessous (FIG. 6) qui se compose simplement d'une lentille plan convexe, destinée à augmenter le pouvoir lumineux de la source que l'on emploie et qui a l'avantage de pouvoir s'adapter à toutes les lampes ordinaires[1].

La figure 6 représente cet appareil placé sur un bec de gaz, supporté lui-même par un pied articulé qui permet de donner à la lumière toutes les directions que l'on désire.

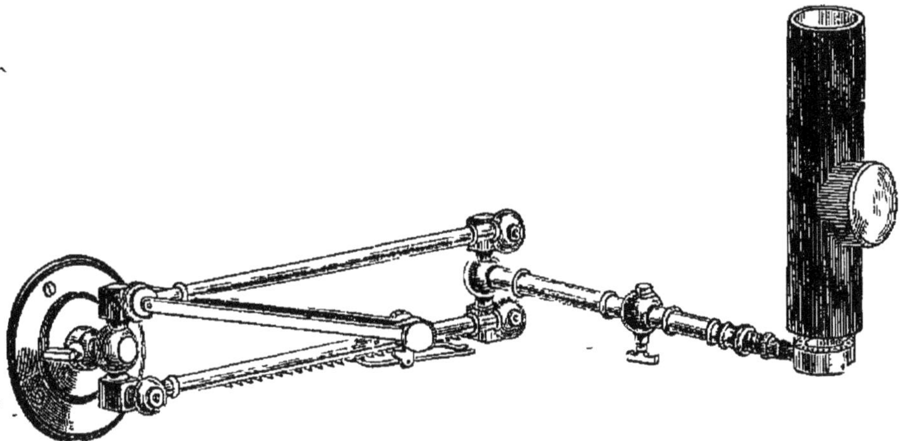

FIG. 6. — Lampe à mouvement articulé du Dr Morell-Makensie.

Pour projeter les faisceaux lumineux dans les fosses nasales, on se sert soit d'un miroir concave supporté sur un manche (miroir de Trœltsch), et ayant environ un foyer de 12 à 14 centimètres, soit du miroir frontal employé pour les examens laryngoscopiques

[1] Les praticiens qui désireraient de plus amples renseignements sur les modes d'éclairage le plus habituellement employés voudront bien se reporter au traité des maladies du larynx du Dr Morell-Mackensie, traduit en français par E.-J. Moure et Berthier (O. Doin, édit. Paris, 1882).

le miroir à lunettes (FIG. 7), percé d'un trou ovale à son centre et fixé à sa monture par une articulation

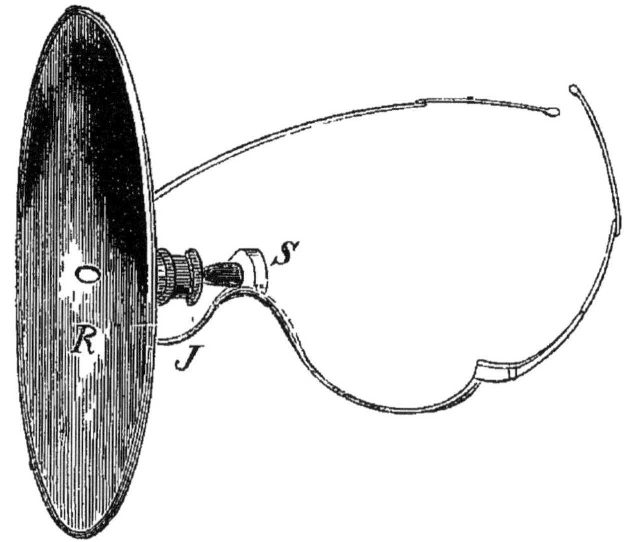

FIG. 7. — Miroir frontal fixé sur une monture de lunette.

à noix qui permet de varier son inclinaison suivant les besoins, nous paraît le plus commode.

De l'examen rhinoscopique antérieur. — Le foyer lumineux étant disposé comme il vient d'être dit, le patient sera assis en face de l'observateur, la tête très légèrement inclinée en arrière. Après avoir inspecté les orifices des narines, l'observateur, muni de son miroir frontal, ou à main, introduira doucement avec la main gauche le spéculum dans la narine à examiner, en ayant soin de le diriger autant que possible en bas et en arrière, presque parallèlement au plancher des fosses nasales ; puis une fois le spéculum en place, il écartera doucement les valves de l'instrument en tournant la vis placée sur l'un des côtés et en ayant soin de ne pas vouloir écarter outre mesure la paroi externe

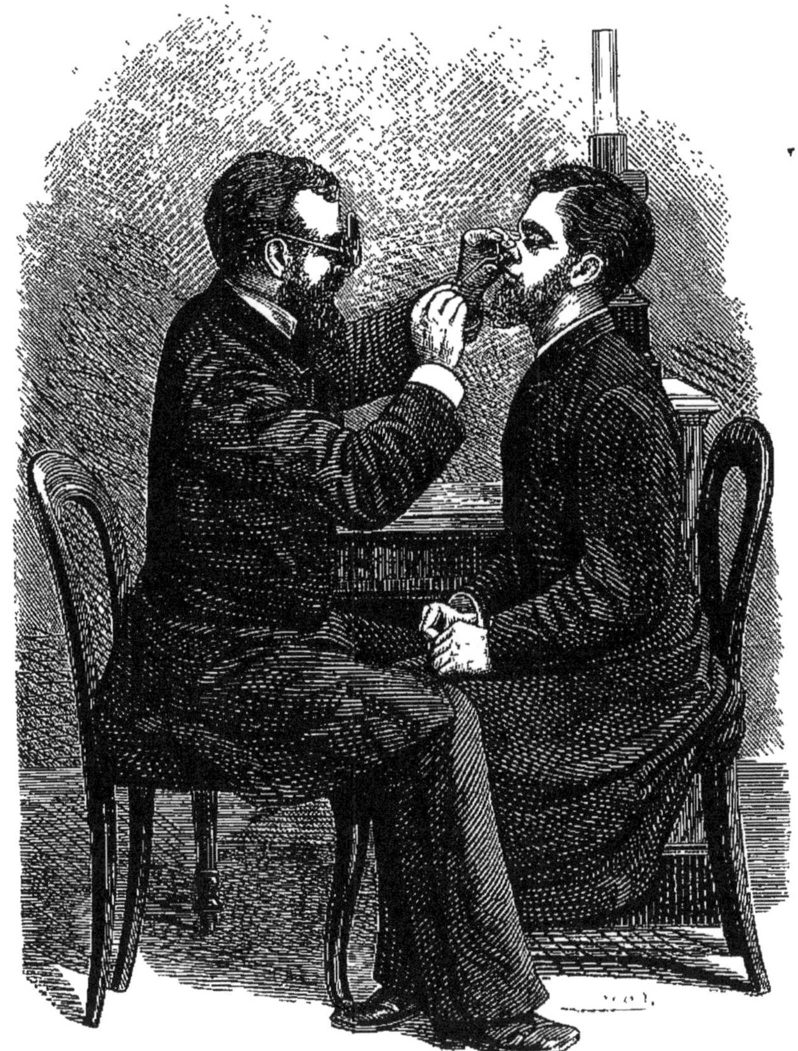

FIG. 8. — Position de l'observateur et du malade pendant l'examen des fosses nasales antérieures. — La main droite de l'observateur tient un porte-ouate coudé placé à l'entrée de la cavité nasale gauche du patient.

de la narine, afin de n'occasionner aucun mal au patient. Cette précaution sera surtout utile avec les enfants ou les personnes pusillanimes, que la vue seule des instruments et de l'appareil que nécessite cette inspection suffit déjà pour effrayer. Le spéculum étant ainsi placé, il restera à projeter un faisceau lumineux dans la cavité nasale (FIG. 8).

Pendant cette exploration, on aperçoit d'abord l'extrémité autérieure du cornet inférieur, d'aspect lisse, rosé, et comme séparé du plancher des fosses nasales par le méat inférieur, dont les dimensions varient avec chaque sujet. En faisant incliner la tête en avant, on éclaire le plancher des fosses nasales et l'on peut même, dans quelques cas, suivre le cornet inférieur jusqu'à sa partie postérieure et apercevoir la paroi pharyngienne et l'orifice des trompes d'Eustache. Ces dernières parties sont surtout très nettement visibles quand les cornets sont écartés de la cloison ou lorsqu'ils sont atrophiés par suite d'une affection ou d'une disposition congénitale.

Si l'on fait pencher la tête fortement en arrière on voit le méat moyen, la face inférieure et le bord du cornet moyen que l'on peut suivre également dans toute leur longueur.

Les cornets supérieurs, très petits du reste, tantôt aplatis et tantôt enroulés sur eux-mêmes, sont à peu près invisibles par l'examen rhinoscopique antérieur.

Lorsque le sujet a la tête tout à fait inclinée en arrière, on aperçoit au-dessus de la partie antérieure du cornet moyen, la voûte anguleuse du nez dont on ne découvre en général que tout à fait la partie anté rieure.

La cloison est accessible à la vue dans la plus grande partie de son étendue, sauf au niveau du méat supérieur et vers son extrémité postérieure qui n'est visible que lorsque les cavités du nez sont très larges et les cornets atrophiés ou peu développés.

La teinte de la muqueuse pituitaire normale est d'un rouge rosé, marbré par place dans les points où elle est fortement adhérente au cartilage ou à l'os sous-jacent. Souvent il existe à sa surface un lacis vasculaire très délicat, surtout apparent au niveau de la cloison.

La muqueuse est lisse, unie, brillante et moulée sur le squelette dont elle suit tous les contours.

A l'état sain, l'attouchement à la sonde est partout très désagréable, et produit facilement le larmoiement, quelquefois même de la toux, des vertiges et même un état semi-syncopal (Michel), ou une simple pâleur de la face.

2° Rhinoscopie postérieure. — Après avoir examiné les fosses nasales antérieures de la manière qui vient d'être dite, on devra compléter son examen au moyen du miroir rhinoscopique qui permet d'inspecter suffisamment la cavité naso-pharyngienne.

L'exploration de ces parties des fosses nasales est, je dois le dire, accompagnée parfois de difficultés telles qu'il est impossible de les surmonter. C'est ainsi que, très souvent, chez les enfants, la peur que leur occasionne la vue des instruments suffit pour empêcher l'emploi de ce mode d'investigation.

D'autres fois, chez les adultes, c'est la disposition

même du voile du palais, presque accolé au pharynx, ou l'irritabilité considérable et anormale de l'arrière-gorge qui vient mettre obstacle à l'introduction du miroir rhinoscopique. Ces dernières causes pourront, sans nul doute, être écartées désormais, grâce à l'introduction dans la thérapeutique du chlorydrate de cocaïne, qui permet d'obtenir une anesthésie complète de toutes ces parties et, par conséquent, d'éviter les réflexes qui empêchaient l'examen.

Pour obvier au premier inconvénient que je viens de signaler (accolement du voile du palais à la paroi

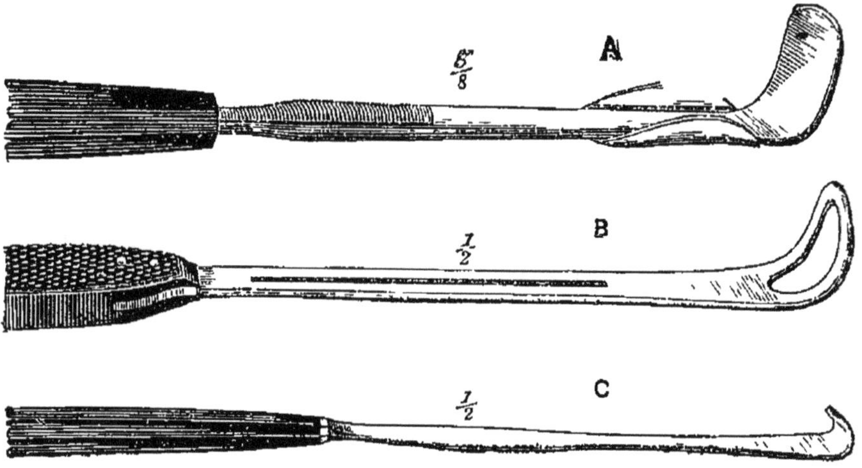

Fig. 9. — Crochets palatins.

pharyngienne) quelques auteurs avaient proposé l'emploi de releveur de la luette que l'on adaptait au miroir (Duplay) ou que l'on tenait d'une main (Czermack, Voltolini), tandis que l'abaisse-langue et le miroir réunis ensemble étaient tenus dans l'autre. Afin d'éviter les réflexes que produit presque inévitablement l'emploi de ces instruments, Voltolini conseille de ne pas aller avec douceur passer derrière la luette pour la relever lentement, mais au contraire d'appliquer franchement son releveur derrière le voile du palais au niveau de la luette et de tirer vivement ces parties en avant. Pour ma part, je dois avouer que j'ai bien souvent éprouvé de réelles difficultés à me servir de ces instruments dans les cas où ils auraient pu m'être utiles ; non tant à cause des réflexes (nausées) qu'ils provoquent qu'à cause de la contraction du voile palatin, qui vient masquer la plus grande partie des arrière-fosses nasales que l'on se propose d'explorer.

Cette méthode donnera sans nul doute de meilleurs résultats aujourd'hui, grâce au nouvel anesthésique dont je viens de parler.

Pour pratiquer l'examen de la cavité naso-pharyngienne, l'observateur se placera en face du sujet à examiner qui aura la tête très légèrement inclinée en avant. L'éclairage sera le même que celui dont nous avons parlé plus haut, mais le miroir frontal ou les divers appareils laryngoscopiques habituels, seront ici nécessaires.

Le miroir sera semblable à celui que l'on emploie pour les examens laryngoscopiques, mais beaucoup plus petit ; il sera rond ou ovale, ces derniers étant préférables, à mon avis, parce qu'ils occupent moins de place dans le sens antéro-postérieur.

Quelques auteurs recommandent d'avoir un miroir fixé à angle droit sur la tige qui le supporte ; il me semble, cependant, que l'inclinaison de 135 à 145° donnée par d'autres praticiens, est peut-être préférable pour le médecin peu familier avec ces sortes d'examens.

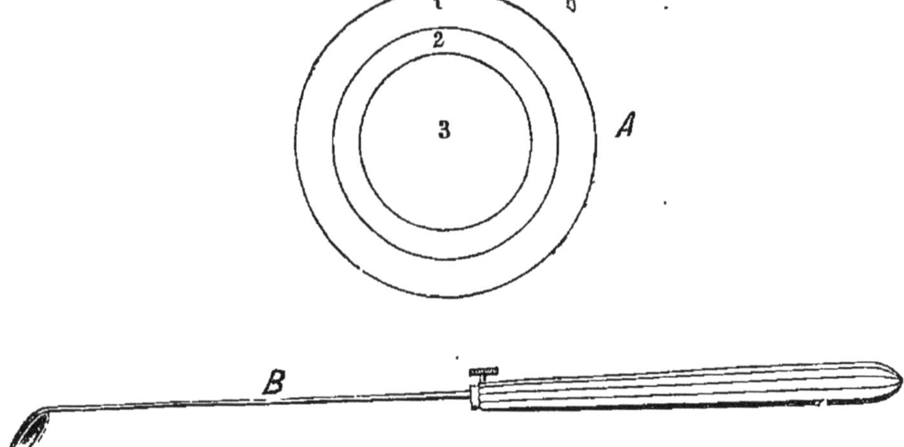

FIG. 10.

A, Diagramme montrant les dimensions exactes de la surface réfléchissante des miroirs nos 1, 2, 3. (Les deux premiers seuls sont employes pour l'examen de la cavité naso-pharyngienne.) — *B*, Miroir à manche.

Après avoir engagé le malade à ouvrir largement la bouche et à *respirer tranquillement par le nez*, l'ob-

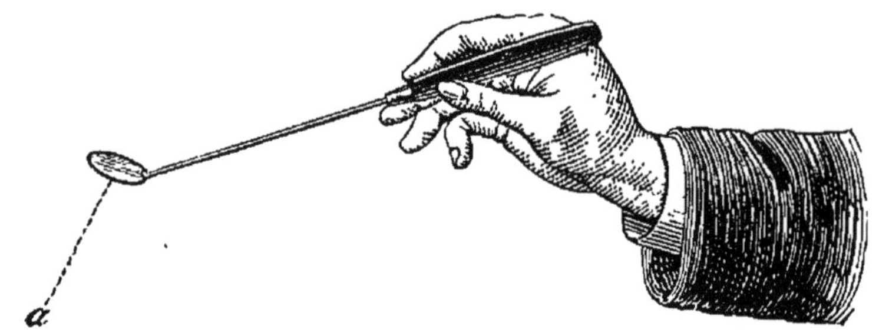

FIG. 11. — Position de la main et du miroir pendant l'examen rhinoscopique postérieur.

servateur projette dans la gorge un faisceau de lumière soit directe, soit réfléchie. Prenant ensuite un abaisse-langue ordinaire de la main gauche, il déprime assez

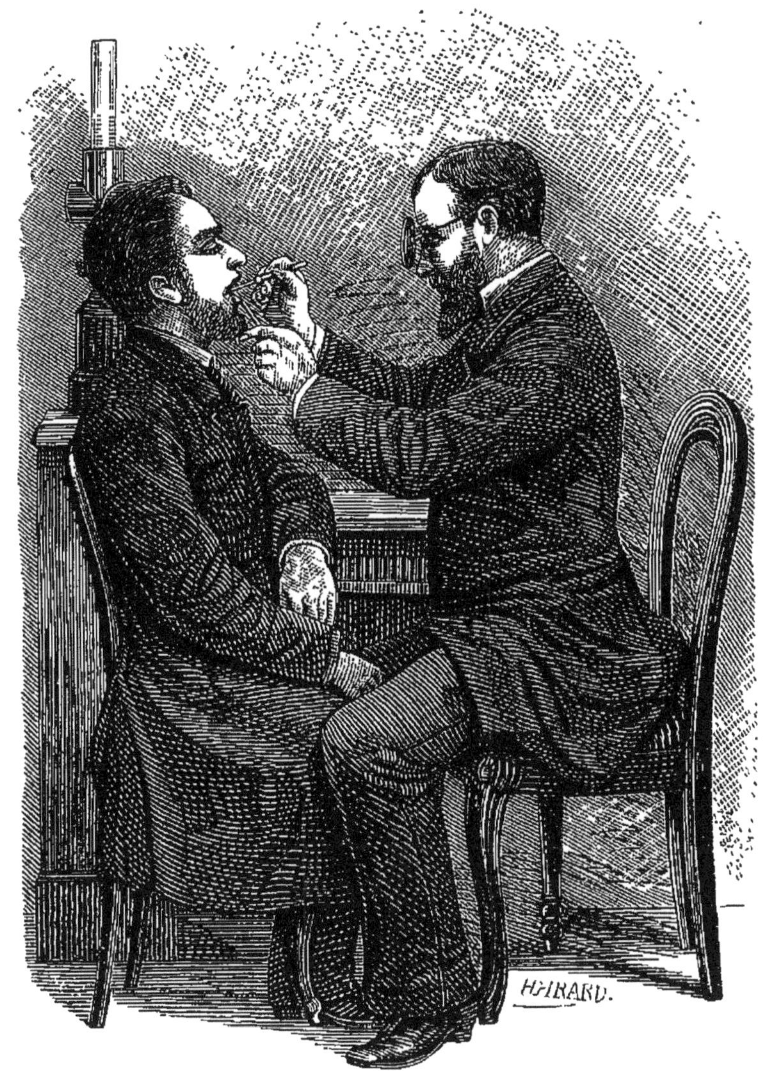

FIG. 12. — Position de l'observateur et du malade pendant l'examen des fosses nasales postérieures. — La main gauche maintient la langue sur le plancher de la bouche et la main droite le miroir.

fortement la langue du patient vers le plancher de la

bouche pendant que de la main droite, il introduit son miroir contre la paroi postérieure du pharynx, la surface réfléchissante regardant en haut (FIG. 11). Une précaution qu'il est toujours utile de prendre est, en arrivant au niveau du voile du palais, de tenir son miroir placé dans le sens vertical, de manière à ce qu'il occupe le moins de place possible et qu'il puisse passer entre la luette et le pilier antérieur sans toucher ces parties et, par conséquent, sans s'exposer à produire des réflexes qui rendent parfois l'examen impossible.

Une fois le miroir en place, si la respiration nasale ne suffisait pas pour élargir à son maximum, l'espace compris entre le voile du palais et la paroi pharyngienne, on prierait le malade de prononcer un son nasal tel que « hon, « han », etc.

Vu l'exiguité du miroir employé, il est à peu près impossible d'apercevoir dans son ensemble toute l'étendue des fossses nasales postérieures, aussi est-il indispensable, pour en prendre une idée complète, d'incliner successivement le miroir dans diverses directions. C'est en réunissant une véritable série d'images que l'on arrive à avoir une vue complète de l'arrière-cavité du nez. Cependant, lorsque le voile du palais est très éloigné du pharynx, on peut dans quelques cas employer les miroirs laryngoscopiques ordinaires et voir l'ensemble de cette cavité (FIG. 13).

Dans quelques cas, la langue est tellement bien aplatie sur le plancher buccal, que le manche du miroir peut suffire pour la maintenir dans cette position.

Lorsque le miroir est presque horizontal, on aperçoit la paroi supérieure de la cavité ou voûte du pharynx qui est irrégulière, présentant çà et là de petites fossettes ovales ou arrondies, ou de simples sillons plus ou moins larges indiquant le siège de l'amyg-

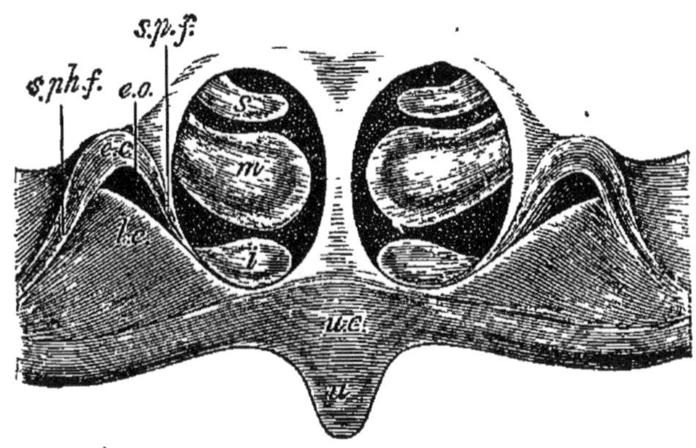

Fig. 13. — Image rhinoscopique de l'arrière-cavité des fosses nasales.

s, cornet supérieur ; — *m*, cornet moyen ; — *i*, cornet inférieur ; — *e*, *c*, lèvres de la trompe d'Eustache : — *o*, *c*. orifice de la trompe ; — *u*, *c* et *u*, face postérieure de la luette ; — *s*, *ph*, *f*, replis alpingo-pharyngien ; — *s*, *p*, *f*, repli salpingo-palatin.

dale pharyngée. A l'état normal, ces irrégularités sont à peine marquées, surtout chez l'adulte, et l'on doit regarder avec soin pour les bien distinguer.

Une légère inclinaison du miroir à droite ou à gauche, permet d'apercevoir les parties latérales sur lesquelles on découvre la fossette de Rosenmüller, limitée en avant par la lèvre postérieure de l'orifice pharyngien de la trompe d'Eustache. Ce dernier se détache en blanc jaunâtre sur le reste de la muqueuse.

Si l'on tourne la surface réfléchissante du miroir en haut et en avant, on aperçoit, au milieu et en avant de la paroi supérieure, la cloison des fosses nasales dont la muqueuse mince et transparente laisse voir la couleur jaunâtre de l'os sous-jacent.

Cette cloison, en général un peu inclinée à droite ou à gauche, est plus large dans le haut que vers sa partie inférieure.

De chaque côté apparaissent les orifices postérieurs des fosses nasales (choanes) dans lesquelles on aperçoit nettement en haut une petite saillie assez claire située très près de la cloison qui est le cornet supérieur. Au-dessous se trouve une pénombre plus ou moins prononcée qui représente le méat supérieur et, un peu plus au-dessous, apparaissent les cornets moyens se présentant sous la forme de deux tumeurs oblongues, lisses, d'un rouge terne un peu grisâtre.

En inclinant davantage le miroir en avant, on découvre le méat moyen, puis les cornets inférieurs dont on ne voit, en général, que la partie supérieure. Ils ont la forme de deux saillies arrondies, d'un rose pâle et sont moins rapprochés de la cloison que les cornets moyens.

La partie inférieure de ce dernier cornet et le méat inférieur sont généralement invisibles. Le voile du palais formant, au niveau de la racine de la luette, une voussure d'un gris rosé masque ces parties. Cependant lorsque la cavité pharyngienne est large, on peut, en appliquant le miroir tout à fait en arrière, voir le cornet inférieur presque tout entier ainsi qu'une bonne partie du plancher du nez.

3° TOUCHER DIGITAL. — Indépendamment des notions fournies par le sens de la vue, le toucher peut également fournir des renseignements utiles, surtout chez les enfants que l'on ne peut arriver à bien examiner avec le miroir rhinoscopique. Le doigt recourbé en crochet et porté vivement derrière le voile du palais me paraît plus utile que les sondes ou autres instruments de ce genre, au moins pour établir un diagnostic. Il faudra toutefois s'habituer à pratiquer le toucher digital des arrière-fosses nasales pour s'apprendre d'abord à bien diriger son doigt dans cette cavité, pour se familiariser ensuite avec les saillies qui existent normalement dans ces conduits irréguliers; et ne pas s'exposer ainsi à commettre parfois de graves erreurs de diagnostic.

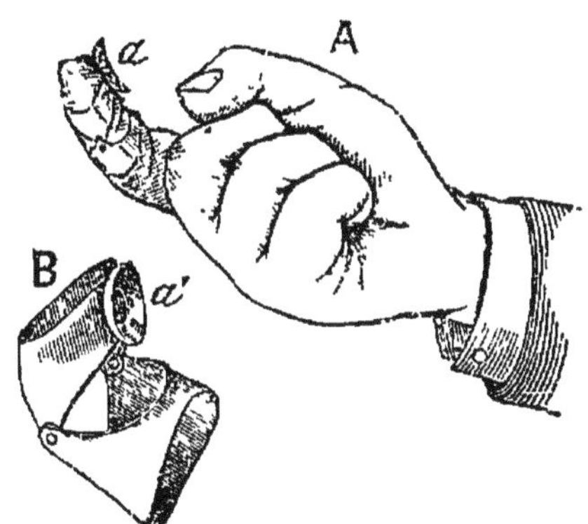

FIG. 14. — Doigtier métallique pour éviter les morsures, surtout chez les enfants.

Enfin, lorsqu'on le pourra, il sera toujours avantageux de combiner l'inspection directe et le toucher digital qui viendra contrôler les résultats fournis par la vue.

Pour compléter l'examen de l'appareil olfactif, il est utile de rechercher la sensibilité de la muqueuse pituitaire, en ayant soin de ne point confondre la sensibilité olfactive avec la sensibilité tactile. Pour la première, on sera obligé de se rapporter aux renseignements fournis par les malades qui accusent une perception plus ou moins nette des odeurs ou qui ne les perçoivent pas du tout : et pour la seconde, on emploiera les attouchements directs de la muqueuse avec une sonde ou autres instruments *ad hoc*, ou en faisant respirer aux malades des substances irritantes, telles que des vapeurs éthérées ou ammoniacales.

CORYZA AIGU

(RHINITE CATARRHALE AIGUE)

DÉFINITION. — *Sous le nom de coryza aigu, vulgairement appelé rhume de cerveau, l'on désigne l'inflammation catarrhale de la muqueuse qui tapisse les fosses nasales.*

Jusqu'au XVIIe siècle, on pensait que le liquide séreux qui s'écoule du nez pendant le cours du coryza aigu, s'épanchait des ventricules du cerveau. Ce dernier se trouvait ainsi assaini, purgé, disaient les anciens, d'où le nom de « rhume de cerveau » sous lequel on désignait autrefois cette affection. Cette dénomination a, du reste, été conservée dans notre pays, non seulement par les gens du monde, mais aussi par bon nombre de praticiens. C'est aussi pour ce motif que l'on considérait l'éternuement comme un acte salutaire à l'intelligence, et que l'expression « à votre santé » dite au moment où une personne éternue, a été consacrée par l'usage.

Ce fut seulement en 1660 que Schneider, faisant une description magistrale de la muqueuse pituitaire, démontra l'erreur de toutes ces hypothèses et permit de rattacher l'hypersécrétion nasale à sa véritable cause, c'est-à-dire à l'inflammation de la muqueuse qui tapisse ces cavités.

Étiologie. — Les causes susceptibles de produire le coryza aigu sont extrêmement variables et comme, dans la plupart des maladies, les unes sont prédisposantes et les autres occasionnelles ; tandis que d'autres fois le coryza semble se développer sous la forme épidémique, ou bien dépendre d'états morbides différents, étant dit alors symptomatique. Nous allons passer successivement en revue ces diverses causes de l'affection.

A. Causes prédisposantes. — Parmi les causes prédisposantes individuelles, nous aurons à noter tout d'abord la tendance marquée de certains sujets à être, plus facilement que d'autres, atteints de coryza ; ici, comme dans la plupart des inflammations catarrhales des autres organes, ce que l'on a appelé l'idiosyncrasie joue un rôle important. Au dire de certains auteurs l'arthritisme prédisposerait à cette affection ; les enfants seraient également atteints de préférence et enfin un état nerveux prononcé (Alibert) suffirait pour créer l'affection de toute pièce.

Les causes prédisposantes générales tiennent aux influences climatériques et surtout aux saisons, car tout le monde sait que le coryza, comme presque toutes les affections catarrhales des premières voies respiratoires, s'observe plus particulièrement à certaines époques de l'année et principalement au moment des variations brusques de température.

L'existence d'un catarrhe aigu du larynx ou du

pharynx prédispose également au coryza par une simple propagation de l'inflammation de l'arrière-gorge à la muqueuse pituitaire. Toutefois le phénomène contraire est bien plus fréquent.

B. Causes occasionnelles. — La cause la plus commune du coryza est, sans contredit, l'action du froid humide, particulièrement au moment où le corps est un peu échauffé et à plus forte raison en transpiration.

La simple transition du chaud au froid suffit pour engendrer la maladie, tandis que, d'autres fois, c'est l'action plus ou moins prolongée du froid humide sur la tête, principalement chez les personnes chauves ou sur les pieds. Tout le monde connaît, du reste, l'influence des courants d'air sur la production de la maladie.

Dans quelques cas, au contraire, c'est l'action de la chaleur solaire qui détermine l'apparition du coryza, particulièrement au printemps ou à l'automne et lorsque les rayons du soleil dardent sur la tête découverte.

L'inflammation de la muqueuse pituitaire peut encore être due à l'action de vapeurs, ou poussières irritantes, et il nous suffira de signaler, à ce sujet, l'irritation produite par l'aspiration de certaines poudres, telles que l'ipéca, le tabac, etc., pour fournir la preuve de ce fait.

Quelques auteurs pensent que le coryza aigu est contagieux et que la transmission peut se faire soit par les mouchoirs, soit par le contact direct, pendant l'action de s'embrasser, par exemple (Fränkel). Néanmoins, ce fait est loin d'être bien démontré, car les essais d'inoculation faits par Friedreich et Hiller n'ont donné aucun résultat probant à cet égard.

C. Epidémique. — Les prétendues épidémies de coryza observées soit chez les membres d'une même famille, soit dans le même quartier ou sur un plus grand nombre de personnes, relèvent en général des causes les plus habituelles de l'affection et en particulier de changements brusques de température[1].

D. Symptomatique. — Le coryza est quelquefois lié à des états morbides généraux dont il constitue alors l'un des symptômes; c'est ainsi que dans la rougeole, la grippe, l'érysipèle, la scarlatine, le typhus, la morve, la diphtérie, il n'est pas rare d'observer des inflammations de la muqueuse nasale. D'autres fois, le coryza se manifeste comme par un effet repercussif, par une sorte de métastase, à l'occasion de la disparition de certains flux normaux (menstrues, hémorrhoïdes, otorrhées (?), ou de certaines phlegmasies cutanées (eczéma, etc.)

Enfin le coryza peut survenir après l'administration de certains médicaments, et il suffira de rappeler que l'ingestion d'iodure de potassium occasionne parfois, même à doses très minimes (quelques centigrammes) tous les symptômes du coryza aigu.

[1] Tous les auteurs signalent l'épidémie de coryza qui sévit sur l'armée française en Andalousie ; mais, ainsi que le fait remarquer Anglada, après avoir supporté les fatigues d'une chaleur accablante et d'un temps sec, les troupes furent surprises par des pluies abondantes qui suffirent évidemment à déterminer l'éclosion de la maladie sur un grand nombre de soldats en même temps, sans qu'il se soit agi pour cela d'une véritable épidémie.

Symptômes. *A. Généraux.* — Le coryza s'annonce, au début, par une sensation de malaise général ou même par quelques petits frissons. Puis bientôt apparaissent une sensation de sécheresse et un chatouillement désagréable dans les fosses nasales qui produit des éternuements rares et secs d'abord, puis de plus en plus fréquents. L'une ou les deux fosses nasales s'obstruent plus ou moins complètement; elles sont enchifrenées, et le malade fait d'inutiles efforts pour faire passer l'air et désobstruer ses narines.

Tantôt il effectue des mouvements rapides d'inspiration et d'expiration, tantôt au contraire il essaie de se moucher, mais presque toujours sans résultat.

Tout peut se borner là et la maladie s'arrêter à la période d'invasion, ce qui arrive lorsque la cause qui l'a produite a été légère et tout à fait passagère. C'est alors d'une simple congestion de la muqueuse pituitaire qu'il s'agit et cette congestion est analogue à celle que l'on observe dans tout l'arbre aérien. Si l'affection continue à progresser, on voit alors survenir une sorte de malaise général, un peu de fièvre, de courbature et de la céphalalgie frontale.

A la sécheresse et aux picotements du début succède une sensation d'ardeur qui redouble les éternuements devenus plus humides.

L'odorat diminue d'une manière notable, parfois même il est totalement aboli et le goût, lui aussi, se trouve par ce fait plus ou moins altéré. Le timbre de la voix également modifié, suivant l'intensité de la phlegmasie, prend le son nasal que tout le monde connaît, et le malade « parle du nez », comme l'on dit dans le public.

En même temps s'établit une sécrétion de liquide séreux, âcre, alcalin, produisant l'érosion de l'orifice des narines et souvent de la lèvre supérieure. Cette sécrétion toujours abondante dégénère parfois en un véritable flux qui force le malade à se moucher constamment sans qu'il puisse arriver à tarir cet écoulement de sérosité à peu près continu. Il n'est point rare qu'à cette période de la maladie surviennent des épistaxis en général peu abondantes.

Un fait digne d'être noté cependant, est l'arrêt à peu près complet de la sécrétion pendant le sommeil, au point que le malade passe souvent la nuit entière sans éprouver le besoin de se moucher. Il n'est point rare aussi que pendant le sommeil la narine opposée à celle sur laquelle est couché le sujet atteint ne soit libre, pour s'obstruer à son tour lorsque le malade se tourne du côté opposé. Il est probable dans ces cas que le gonflement de la muqueuse est produit par la dilatation vasculaire sous-muqueuse (Kohlrausch) et que le sang afflue dans le point le plus déclive en vertu des lois de la pesanteur.

Si l'inflammation, au lieu de rester limitée aux fosses nasales, s'étend aux cavités accessoires, on voit alors apparaître une série de symptômes en rapport avec les points qui sont le plus particulièrement atteints.

En effet, si c'est la muqueuse du canal nasal qui se trouve enflammée, c'est le larmoiement et un certain degré de sensibilité de la conjonctive qui viennent s'ajouter aux symptômes précédemment décrits ; si les sinus frontaux sont atteints, les malades se plaignent surtout d'une céphalalgie sus-orbitaire, gravative, que l'action de se moucher et les éternuements rendent encore plus pénible. Lorsque la muqueuse des sinus maxillaires est tuméfiée, c'est une sorte de plénitude, de lourdeur de la face qu'accusent les malades[1].

Enfin, si la phlegmasie porte sur les arrière-fosses nasales et particulièrement sur la muqueuse qui recouvre les orifices des trompes, ce sont des troubles de l'audition, des bourdonnements (en général bruit du vent dans les feuilles, de coquillage, de la mer) et une sensation de plénitude (autophonie) désagréable, qui dominent la scène.

Après vingt-quatre ou quarante-huit heures, l'écoulement séreux fait place à une sécrétion muqueuse de plus en plus épaisse, puis bientôt après muco-purulente, parfois striée de sang que le malade rejette difficilement au dehors. L'enchifrènement diminue, les fosses nasales redeviennent peu à peu libres l'une après l'autre, l'odorat et le goût se réta-

[1] Toutes ces sensations sont évidemment le résultat de la tuméfaction. de la muqueuse qui recouvre les orifices des sinus, cette tuméfaction ayant pour résultat d'empêcher les sécrétions de s'écouler au dehors et par conséquent de favoriser leur accumulation dans ces cavités où elles arrivent à exercer une pression douloureuse sur les parois et les nerfs de la muqueuse ; ce fait explique encore les douleurs névralgiques qu'accusent certains sujets atteints de coryza sur le trajet d'une ou des branches des nerfs ophtalmiques, maxillaires, etc., etc.

blissent et tout rentre dans l'ordre après six à huit jours et quelquefois après un laps de temps plus long, surtout lorsque les cavités accessoires ont été atteintes.

B. Symptômes locaux. — Si l'on examine les fosses nasales, pendant l'évolution d'un coryza aigu, au début l'on constate simplement une rougeur vive, de la sécheresse et de la tuméfaction de la muqueuse qui tapisse cette cavité. Le cornet inférieur en général fortement tuméfié vient se mettre en contact avec le plancher et la cloison du nez. Ce même aspect de la muqueuse persiste pendant tout le cours de l'affection, à l'exception de la sécheresse qui est remplacée par la sécrétion de la muqueuse dont on retrouve les traces dans les cavités du nez et dont les caractères varient avec les périodes de la maladie. Si les arrière-fosses nasales sont également atteintes, le miroir rhinoscopique permet de constater aussi la tuméfaction et la rougeur de cette partie de la muqueuse qui apparaît cependant, même au début, moins lisse, moins sèche et même d'un rouge moins vif que la partie antérieure des cornets. Seul le pharynx est assez vivement injecté et les orifices des trompes d'Eustache également boursouflés deviennent rougeâtres et se recouvrent de mucosités plus ou moins visqueuses et adhérentes à leurs parois.

MARCHE, DURÉE, TERMINAISON. — Nous avons déjà dit que la durée d'un coryza aigu dépassait rarement six à huit jours, mais elle peut se prolonger davantage surtout lorsque les cavités accessoires du nez ont été enflammées. D'autre part, il n'est point rare de voir survenir des recrudescences qui retardent l'évolution de la maladie et ne permettent pas de lui assigner un terme bien exact et bien limité.

Il ne faut pas oublier non plus que si la guérison spontanée est la terminaison habituelle du coryza, l'affection peut aussi passer à l'état chronique, surtout lorsque les atteintes du mal ont été fréquemment répétées.

Diagnostic. — Le diagnostic de la rhinite catarrhale aigu idiopathique est beaucoup trop facile pour qu'il soit besoin d'insister sur ce point. Seuls les coryzas symptomatiques qui accompagnent, ou plutôt ceux qui précèdent les fièvres éruptives, pourraient être confondus avec l'affection que je viens de décrire.

Le coryza constitue, en effet, l'un des prodromes presque obligé de la fièvre rubéolique, mais il est accompagné d'un mouvement fébrile, de conjonctivite, de toux et bientôt après de l'éruption, symptômes dont l'apparition presque simultanée ne sauraient permettre une longue hésitation.

Dans la scarlatine, il existe en même temps une angine caractéristique de l'affection avec un état fébrile général très net.

Dans la variole, le coryza n'apparaît guère qu'au moment de l'éruption, c'est-à-dire alors que le doute n'est plus permis. Dans la grippe, l'inflammation de la muqueuse nasale forme l'un des éléments constitutifs de l'affection, et avec le Dr Brochin (*Dictionnaire de sciences médicales*), je suis tout disposé à croire que les cas de coryza épidémique signalés par quelques auteurs pourraient bien n'être que des épidémies de grippe avec prédominance de fluxion portant sur la muqueuse nasale.

Enfin je ne parlerai que pour mémoire des inflammations produites par l'action des vapeurs ou poussières irritantes, ou de certains agents toxiques (phosphore, arsenic, bichromate de potasse, etc.); les connaissances de la cause qui a produit l'affection, la marche et les symptômes bien nets de cette dernière ne permettant pas d'hésiter longtemps sur la nature de la phlegmasie [1].

COMPLICATIONS. — Les complications les plus habituelles du coryza aigu, en dehors des névralgies qui peuvent résulter de la compression des filets nerveux principalement dans les sinus, sont surtout des inflammations de voisinage. Elles se manifestent soit du côté du canal nasal d'où elles peuvent gagner le sac lacrymal et produire l'inflammation de ce dernier (dacryocystite), soit en arrière, du côté de l'orifice des trompes d'Eustache et par l'intermédiaire de ces conduits vers l'oreille moyenne, affection dont il est aisé de reconnaître l'existence et qu'il convient de traiter en temps utile par des moyens appropriés.

[1] On a rapporté aussi des cas (Peter) dans lesquels les douleurs frontales étaient si intenses qu'elles avaient donné à penser à l'existence d'une inflammation cérébrale, mais il suffit d'être prévenu de ce fait, rare du reste, pour éviter cette cause d'erreur.

Enfin tout le monde sait que la phlegmasie nasale se propage bien souvent au pharynx, puis de là au larynx et aux premières voies aériennes.

Pronostic. — Le pronostic est, comme on a pu en juger par ce qui précède, des plus bénins, puisque la guérison spontanée est la règle. Toutefois, il ne faut pas oublier que la rhinite catarrhale laisse en général la muqueuse du nez plus susceptible et qu'il n'est pas rare de voir l'affection se reproduire sous l'influence de la moindre cause. De plus, quelques atteintes de coryza créent sans nul doute une disposition spéciale à la formation de polypes ou d'inflammation chronique des cavités nasales.

Anatomie pathologique. — On comprendra facilement que l'anatomie pathologique ait peu de chose à nous apprendre. On ne trouve guère que les lésions très superficielles et très passagères que présentent toutes les muqueuses atteintes de phlegmasie catarrhale.

Quant à la sécrétion, on y a trouvé : des cellules épithéliales plus ou moins altérées, des corpuscules sanguins, des globules de pus, des poussières diverses et des micrococci que Hueten considère comme la cause réelle du coryza.

Quant à savoir si l'inflammation porte simplement sur la partie respiratoire de la muqueuse du nez, comme semblent le croire quelques auteurs, ou sur la région olfactive, la question est difficile à résoudre et il semble plus naturel d'admettre qu'en général toute la muqueuse pituitaire participe à l'inflammation, d'autant plus qu'assez souvent la muqueuse des cavités accessoires du nez se trouve elle-même comprise dans le processus inflammatoire.

Traitement. — La plupart du temps, le coryza aigu guérit de lui-même et le médecin n'est pas consulté par le malade qui se contente de prendre quelques précautions hygiéniques, de se tenir chaud et d'enduire la racine de son nez de corps gras, le soir en se mettant au lit.

Dans quelques cas rares cependant, l'affection atteint une intensité telle ou se reproduit si fréquemment qu'un traitement plus actif devient alors nécessaire.

Les moyens dont dispose la thérapeutique sont de deux sortes : les uns abortifs, les autres curatifs, ou tout au moins calmants.

Lorsqu'une personne qui a été exposée aux diverses causes pouvant favoriser l'éclosion d'un coryza, commence à éprouver les premiers symptômes de l'affection (enchifrènement, éternuements, céphalalgie, malaise, etc.), elle devra *immédiatement*, pour faire avorter le mal, s'appliquer des dérivatifs aux extrémités ou derrière la nuque, prendre un bain de pied très chaud et fortement sinapisé, boire une infusion chaude et diaphorétique (bourrache, sureau, etc.) se coucher aussitôt et favoriser la transpiration cutanée. Mais, comme le fait remarquer avec juste raison le Dr Brochin, combien peu de personnes veulent s'astreindre à l'usage de ces moyens, bien simples cependant. Parfois un simple bain de vapeur, pris selon toutes les règles de l'art, suffit aussi pour arrêter le mal dès le début.

Un moyen plus simple et qui donne bien souvent de bons résultats est le badigeonnage de la muqueuse nasale avec une solution de chlorhydrate de cocaïne (solution au 1/10e) dont l'emploi a pour effet de faciliter immédiatement la respiration nasale en réduisant la muqueuse tuméfiée à son volume normal. Si, pour un motif ou pour un autre, on ne pouvait user du badigeonnage, on conseillerait l'emploi de la poudre suivante, dont on peut également continuer l'usage pendant l'évolution du coryza, dans le but de diminuer l'enchifrènement si pénible pour le malade :

Chlorhydrate de cocaïne. . de	15 à 20 centigr.
Chlorhydrate de morphine. .	5 —
Benjoin pulvérisé	25 —
Sous-nitr. de bismuth pulvérisé	10 grammes.

En prises de temps à autre dans la journée.

Si tous les petits moyens que je viens de signaler n'ont pas été employés dès l'invasion du coryza, ce dernier suivra désormais son cours et l'on devra se borner à en atténuer l'intensité. C'est encore en partie aux moyens précédemment indiqués qu'il faudra recourir. Des fumigations émollientes faites avec de la racine de guimauve et quelques têtes de pavot, ou avec des plantes aromatiques (thym, romarin, etc.), pourront calmer la sensation de plénitude éprouvée par le malade. Des onctions sur le nez et la lèvre supérieure avec des corps gras (pommade de concombre, de limaçon, cérat, huile laudanisée), des pédiluves chauds salés ou sinapisés, une diminution dans l'alimentation, quelques laxatifs au besoin, sont à peu près les moyens qui diminueront le mouvement fluxionnaire de la muqueuse nasale et apporteront quelques soulagements au malade.

Concurremment avec l'ensemble des précautions hygiéniques que je viens de mentionner ou à leur suite, on pourra recommander au malade l'aspiration de poudres absorbantes inertes employées seules ou avec des substances plus actives :

Chlorhydrate de morphine .	0,05	centigr.
Benjoin pulvérisé	0,50	—
Talc pulvérisé . . . . Sous-nitr. de bismuth. .	â. â. 5	grammes.

En prises quatre ou cinq fois par jour.

D'autres auteurs recommandent de faire inhaler aux malades des vapeurs ammoniaco-phéniquées :

Acide phénique . . . . . Ammoniaque.	5	grammes.
Alcool pur.	20	—
Eau	15	—

Pour respirer les vapeurs deux ou trois fois par jour.

Enfin, vers la fin de la maladie, si la sécrétion devenue plus épaisse persiste au delà des limites habituelles, on se trouvera bien de prescrire au malade des irrigations nasales (douche de Weber), faites soit avec de l'eau tiède additionnée de bicarbonate de soude, de sel marin, de borate de soude ou de chlorate de potasse (une cuillerée à café environ de ces différents sels par demi litre d'eau tiède), suivant les cas et aussi longtemps que le nécessitera la maladie.

Cette méthode de traitement devra surtout être employée dans les cas où l'inflammation aura atteint les arrière-fosses nasales et où, par conséquent, l'on aura le plus à redouter quelques complications auriculaires.

Il convient aussi d'ajouter que la plupart du temps l'affection ne réclame aucun soin et qu'elle guérit très bien d'elle-même.

CORYZA AIGU INFANTILE

L'inflammation de la muqueuse pituitaire présentant chez le nouveau-né une symptomatologie, une marche et un pronostic différents de ceux qu'on observe chez l'adulte à cause des circonstances particulières qu'il emprunte à l'âge du sujet, mérite d'être décrit séparément.

Etiologie. — Comme chez les adultes, les causes les plus fréquentes du coryza chez le nouveau-né sont les refroidissements ; soit qu'il soit vêtu d'une manière insuffisante, soit qu'il ne soit pas tenu proprement et reste longtemps baigné dans des linges humides, soit que par coquetterie les mères s'empressent de retirer les bonnets à leurs enfants (Depaul).

Les changements brusques de température, l'action du soleil ou du feu sur la tête sont aussi des causes fréquentes de coryza. Quelques auteurs (Bouchut, E. J. Moure) pensent que le coryza s'observe plus particulièrement chez les enfants issus de parents scrofuleux. Enfin l'affection peut encore se développer par propagation de la conjonctive à la muqueuse du nez (Depaul) par l'intermédiaire du canal nasal enflammé tout d'abord.

ANATOMIE PATHOLOGIQUE. — Pour comprendre la gravité particulière que peut offrir dans la première enfance une affection en apparence si bénigne, il est important de bien avoir présents à l'esprit les détails anatomiques des fosses nasales chez le nouveau-né.

A cette période de la vie, la face est bien moins développée que le crâne, surtout dans les diamètres verticaux et antéro-postérieurs ; les cellules ethmoïdales n'existent pas encore, les sinus frontaux, sphénoïdaux et maxillaires ne se développent que plus tard ; la voûte palatine et le voile du palais sont plus horizontaux que chez l'adulte.

Les méats sont trèsétroits (Keth et Lorent), l'arrière-cavité des fosses nasales elle-même est très notablement diminuée par la direction verticale du pharynx et la saillie assez considérable que font à la partie supérieure de ce conduit les muscles prævertébraux.

De plus, ainsi que l'ont déjà fait remarquer Billard et Kussmaul, le nez est l'organe de la respiration du nouveau-né.

A l'état sain et pendant le sommeil, la bouche du jeune enfant reste généralement fermée et sa langue vient se coller sur la voûte palatine ; dans quelques cas plus rares, la bouche est entr'ouverte et la langue simplement en contact avec le palais ; enfin plus rarement encore (13 fois sur 328, Fränkel), la bouche reste tout à fait ouverte et la langue libre est en partie appliquée sur le plancher bucchal ; mais *toujours* la respiration se fait exclusivement par le nez.

Etant donné que les fosses nasales sont d'autant plus étroites que l'enfant est plus jeune, on conçoit que la moindre cause susceptible d'amener un gonflement, même léger, de la muqueuse pituitaire, aura pour conséquence d'obliger le jeune sujet à respirer par la bouche, ce qu'il fera difficilement pendant le sommeil et surtout pendant l'allaitement. L'enfant devra alors s'apprendre à respirer par la cavité buccale (Metlzers et Donders), ce qui ne se fait ni aussi vite ni aussi facilement qu'on pourrait le supposer tout d'abord.

Quant aux lésions de la muqueuse, elles sont celles de toutes les inflammations catarrhales : rougeur, tuméfaction, etc., Billard, cité par Depaul, dit avoir observé un coryza avec formation de concrétion fibrineuse à la surface de la muqueuse rouge vif, épaissie et friable.

On peut aussi trouver les lésions de l'asphyxie, de la bronchite ou autres affections secondaires ou concomitantes.

SYMPTÔMES. — Le coryza peut présenter une intensité extrêmement variable, depuis un simple enchifrènement passager à peine appréciable, jusqu'à des troubles graves et quelquefois mortels. Il n'est pas rare de voir la maladie s'annoncer par un léger mouvement fébrile bientôt accompagné d'éternuements dont la répétition est plus ou moins fréquente. Ce phénomène est suivi de l'expulsion de mucus fluide, transparent au début, puis tenace et puriforme plus tard, qui se concrète à l'entrée des narines sous forme de croûtes qui obstruent ces orifices; sans déterminer cependant en général ces excoriations et cette tuméfaction de la lèvre supérieure, si fréquentes chez l'adulte.

Très souvent la muqueuse du pharynx, du larynx, de la trachée et même des bronches est atteinte également et vient ajouter ses symptômes à ceux du coryza.

Les troubles qui dominent la scène dans les cas bien accusés sont ceux de la respiration. Alors que l'enfant bien portant respire doucement et sans faire de bruit, celui dont la muqueuse pituitaire est enflammée et tuméfiée fait au contraire entendre un sifflement et une espèce de ronflement dû à la présence de mucosités que l'air est obligé de déplacer. Si la maladie est violente, la respiration s'effectue alors par la bouche, ce qui donne au nouveau-né une physionomie très spéciale et tout à fait différente de celle qu'on est habitué à lui voir. Cette gêne respiratoire n'est pas sans avoir une influence sur le sommeil de l'enfant qui se réveille très souvent, ne pouvant s'habituer à respirer par la bouche.

D'autres fois, on observe de véritables troubles asphyxiques qui seraient dus, soit au retrait de la langue en arrière, venant empêcher l'accès de l'air dans le larynx, par un mécanisme de soupape (Bouchut) ; soit à la congestion pulmonaire résultant elle-même de l'entrée insuffisante de l'air dans les voies aériennes (Kussmaul). Il me semble cependant que l'accès d'asphyxie, très analogue au spasme de la glotte, trouverait peut-être une explication plus naturelle, soit dans la présence d'une inflammation catarrhale de la muqueuse laryngienne, soit dans l'excitation de cette dernière par des mucosités qui s'écouleraient des arrière-fosses nasales et viendraient irriter l'orifice du larynx. Le décubitus dorsal favoriserait cet écoulement de la sécrétion qui ne peut trouver une issue par les voies antérieures obstruées. Dans quelques cas, l'inspiration seule se fait par la bouche et l'expiration par le nez, de telle sorte qu'il se produit deux bruits parfaitement distincts, qu'il est très facile de percevoir. C'est à cette série de troubles respiratoires bruyants que les Anglais ont donné le nom de *snuffle* (West).

Si le gonflement de la muqueuse est peu considérable, l'enfant peut encore prendre le sein en respirant avec force, mais il se fatigue néanmoins assez vite et se nourrit moins bien. A plus forte raison, lorsque les fosses nasales sont complètement obstruées, soit par la tuméfaction de la pituitaire, soit par l'accumulation des sécrétions dans les cavités du nez, l'allaitement devient-il d'une difficulté considérable. C'est alors que l'on observe cette anxiété respiratoire, ces suffocations qui forcent l'enfant à rejeter le sein.

C'est ainsi que, suivant l'expression de Billard (cité par Depaul), « le nouveau-né se trouvant conti- « nuellement agité par le besoin de la faim et par « l'impossibilité de la satisfaire, tombe bientôt épuisé « de fatigue, de douleur et d'inanition, et ne tarde « pas à périr avant même d'être arrivé à un degré de « marasme avancé ».

Lorsque les symptômes ont pris une intensité aussi considérable, on ne peut conjurer le danger qu'en alimentant l'enfant à la cuiller, pratique bien souvent difficile à appliquer à cause de la sécheresse de la bouche et du pharynx, qui rendent, dans certains cas, la déglutition à peu près impossible.

On peut encore observer des troubles nerveux, tels que l'abattement, la prostration, et quelquefois des convulsions.

MARCHE, DURÉE, TERMINAISON. — La maladie dure, à peu près comme chez l'adulte, de six à quinze jours, et se termine en général par la guérison.

PRONOSTIC. — Il dépend surtout de l'intensité de l'inflammation et de sa durée plus ou moins longue. La mort est en somme très rare, mais elle peut être la conséquence de cette affection, et Billard l'a vue survenir en trois ou quatre jours.

COMPLICATIONS. — Les complications les plus habituelles du coryza chez le jeune enfant sont les inflammations soit de la conjonctive, soit plus souvent de l'arbre aérien, les bronchites ou broncho-pneumonies qui se révèlent par leurs signes habituels. Nous n'avons pas à parler ici de l'inflammation des cavités accessoires du nez, puisque nous avons dit, au début de ce chapitre, qu'elles n'existaient pas encore à cet âge.

Diagnostic. — Il est en général facile, et tout au plus pourrait-on songer à un vice de conformation (atrésie des fosses nasales) ou à une affection syphilitique qu'il serait facile de reconnaître, l'un à l'absence de symptômes généraux, la marche et le début de la maladie, l'autre à l'apparition de lésions caractéristiques, dont le coryza n'est qu'un des éléments.

Traitement. — Le traitement sera surtout symptomatique et consistera tout d'abord à bien alimenter l'enfant. Tant que la respiration nasale sera possible, on lui laissera prendre le sein, et ce n'est que si les symptômes d'asphyxie apparaissent redoutables, si l'enfant ne peut pas respirer par le nez, qu'on aura recours à l'allaitement artificiel avec la cuiller. On pourra même, au besoin, pratiquer le cathétérisme œsophagien (Kussmaul) et nourrir le nouveau-né par ce moyen, avec 80 à 100 grammes de lait tiède injecté toutes les deux heures, jusqu'au jour où la respiration nasale sera rétablie.

On lavera fréquemment l'entrée des narines avec de l'eau de guimauve ou de graine de lin tiède, en faisant même, au besoin, quelques injections dans le nez.

On pourra aussi essayer l'emploi de fumigations

aromatiques pratiquées trois ou quatre fois par jour, pendant quelques minutes chaque fois.

Certains auteurs ont recommandé d'introduire dans les narines un tube d'argent de 5 centimètres de long et de 3 millimètres de large.

Enfin on se trouvera également bien d'onctions faites à l'entrée, ou sur le dos du nez, avec des corps gras (beurre de cacao, cérat, etc.).

C'est surtout ici que l'on pourra utiliser les propriétés du chlorhydrate de cocaïne employé en solution au 1/15e ou plus concentré s'il est nécessaire. Un badigeonnage fait au moment où l'enfant va prendre le sein, en rendant possible la respiration par le nez, lui permettra de s'alimenter et par conséquent d'éviter les graves complications du coryza infantile.

S'il survient quelques complications, elles seront évidemment traitées par les moyens habituels et suivant la nature de chacune d'elles.

CORYZA AIGU PÉRIODIQUE

(FIÈVRE DES FOINS, HAY FEVER)

DÉFINITION. — *On désigne sous le nom de coryza périodique, généralement appelé fièvre des foins, une inflammation aiguë de la muqueuse pituitaire, survenant périodiquement soit à l'automne, soit au printemps.*

ETIOLOGIE. — *A. Causes prédisposantes.* — Elles jouent surtout dans cette affection un rôle prépondérant et peuvent être extrêmement variables. C'est ainsi qu'il faut admettre une sorte de prédisposition innée du sujet, une idiosyncrasie absolument avérée qui favorise singulièrement le développement de ce coryza.

Que cette prédisposition soit la conséquence d'une constitution anormale des capillaires de la muqueuse, ou d'une sensibilité exagérée de cette dernière, la question est difficile à résoudre. Mais il reste bien certain que quelques personnes seulement sont atteintes de cette maladie bizarre. C'est ainsi que la race, le tempérament, l'éducation, la manière de vivre et les occupations du malade, son âge et son sexe, jouent ici un rôle comme cause prédisposante.

Race. — Alors que les peuples du nord de l'Europe (Suède, Norwège et Danemark), que les Allemands, les Russes, les Italiens, les Espagnols et les Français sont très rarement atteints, les Anglais et surtout les Américains, au contraire, payent un large tribut à cette rhinopathie. D'après quelques auteurs, la maladie serait même plus rare dans le nord de l'Angleterre (Ecosse) que dans le sud, tandis qu'en Amérique, elle existe à peu près dans tout le continent. Bien plus, l'influence de la race serait encore plus manifeste dans les cas d'émigration. C'est ainsi que les Allemands (Jacob) et les Français (Chauveau) qui habitent l'Amérique, seraient toujours à l'abri de cette maladie. De même l'on avait nié, jusqu'à ces derniers temps, l'existence du coryza périodique chez le nègre, mais des recherches récentes (John Mackensie) ont établi que cette dernière race n'était pas plus à l'abri que les autres. Enfin, je puis affirmer personnellement que l'affection, sans être fréquente, existe parfaitement dans nos contrées où j'ai déjà eu l'occasion de l'observer plusieurs fois. Il faut avouer cependant qu'elle est bien moins commune qu'en Amérique.

Sexe. — Le sexe masculin semblerait plus souvent atteint, mais l'on ne saurait faire jouer à cette cause un rôle bien actif dans la prédisposition plus ou moins grande qu'elle créerait à l'homme de préférence.

Tempérament. Position. — C'est surtout chez les personnes nerveuses que l'on observe la maladie et particulièrement chez les personnes aisées et accoutumées à un certain bien-être. C'est ainsi qu'à l'égal de la goutte, le coryza périodique semble être la maladie des riches, très rare, pour ne pas dire inconnue dans les salles des hôpitaux. L'habitant de la ville est bien plus souvent atteint que le cultivateur vivant au grand air, à la campagne.

Hérédité. — Bien qu'il soit très difficile d'expliquer comment agit l'hérédité dans ces cas, il est parfaitement démontré que certaines générations ont été successivement atteintes de coryza périodique et que la maladie est réellement héréditaire ; peut-être s'agit-il d'une disposition spéciale de la muqueuse pituitaire, dont la conformation se transmet de génération en génération, ouvrant ainsi la porte à cette inflammation toute particulière de la membrane de Schneider ; le fait est impossible à établir.

Age. — C'est surtout avant quarante ans qu'apparaît la fièvre des foins, elle est très rare chez l'enfant.

Enfin quelques auteurs (Daly, Roé, Hack) pensent que l'existence d'une inflammation chronique de la muqueuse des fosses nasales crée une cause prédisposante dont il faut tenir compte dans l'étiologie et le traitement de l'hay fever.

B. Causes occasionnelles. — Si l'on a accusé la chaleur, la lumière et les poussières en général, de déterminer l'éclosion de la fièvre des foins, il faut bien avouer que tous les auteurs sont d'accord pour admettre l'influence bien nette exercée par le pollen de certaines graminées sur son développement. En effet, l'apparition périodique de ce coryza à certaines époques fixes de l'année, au printemps et à l'automne, surtout au printemps (du 15 avril à fin mai) en France, c'est-à-dire à la floraison de certaines plantes dont le pollen produit plus facilement que d'autres l'éclosion de la maladie, est un argument sérieux en faveur de cette opinion[1].

Faut-il rappeler que la trituration de certaines substances médicamenteuses, de l'ipécacuanha, par exemple, détermine une sorte d'hypersécrétion nasale et trachéo-laryngienne accompagnée quelquefois d'un peu de dyspnée, véritable athsme ou fièvre, tout à fait comparable à l'affection qui nous occupe.

[1] L'odeur de certaines roses produirait chez quelques personnes les symptômes de l'hay fever et pour ce motif quelques auteurs ont donné à cette affection le nom de *coryza des roses* pour indiquer son origine.

Pathogénie. — S'il est à peu près démontré que la maladie est occasionnée par le pollen de certaines plantes et de quelques graminées en particulier, la manière dont agissent ces corpuscules est loin d'être bien établie. S'agit-il d'une névrose (Béard), d'une simple irritation de la muqueuse du nez, déterminant la dilatation des vaisseaux et l'exsudation qui en est la conséquence, ou bien faut-il supposer, avec le Dr John Mackensie, qu'il existe une zone spéciale dont l'atrophie ou la destruction complète feraient cesser l'apparition de l'hay fever. Dans ce cas, le pollen ou toute autre cause irritante (poudre, vapeurs, poussières, etc.) devrait, en excitant cette zone (partie postérieure du cornet inférieur), provoquer l'apparition de la maladie, sa périodicité régulière deviendrait alors difficile à expliquer. Aussi, jusqu'à nouvel ordre, convient-il d'admettre qu'au moment de la floraison, le pollen de certaines plantes sans doute plus particulièrement irritant, pénètre dans les fosses nasales de certains sujets nerveux et prédisposés, occasionnant la série des symptômes qui caractérisent cette sorte de névrose appelée fièvre des foins ou, plus exactement encore, coryza périodique.

Symptômes. — La maladie peut se présenter sous deux formes assez différentes, qui sont le type catarrhal et le type asthmatique.

A. *Type catarrhal.* — L'affection débute presque subitement par les symptômes du coryza aigu, c'est-à-dire par un chatouillement et des picotements désagréables dans les fosses nasales, des éternuements très rapidement humides, puis un enchifrènement prononcé. Bientôt après, apparaît une hypersécrétion aqueuse extrêmement abondante, véritable rhinorrhée séreuse, accompagnée de larmoiement, de rougeur de la conjonctive, et souvent même de douleurs névralgiques plus ou moins intenses. Ces dernières s'irradient surtout vers la région frontale ou vers la nuque. Souvent il existe un mouvement fébrile qui peut être extrêmement variable comme intensité suivant les sujets, mais qui n'est jamais très ardent. Ces divers symptômes révêtent un caractère tout à fait intermittent laissant, dans l'intervalle des accès, les malades complètement tranquilles. Les accès sont d'autant plus violents que les personnes atteintes vivent plus près de la campagne ou du grand air, de même il est à peu près de règle de voir l'accès reparaître et très violent alors, si les personnes sujettes à l'affection ont l'imprudence d'aller à la campagne, c'est-à-dire de s'exposer plus directement à la cause probable de l'affection.

Après avoir duré pendant plusieurs jours et s'être renouvelés à des intervalles variables, les accès finissent par disparaître comme ils étaient venus, c'est-à-dire presque tout à coup, sans laisser aucune trace de leur passage.

B. Type asthmatique. — C'est en quelque sorte un degré plus prononcé du coryza périodique, car, aux symptômes précédents vient encore s'ajouter une hypersécrétion de la muqueuse trachéo-bronchique qui détermine une sorte de dyspnée permanente, tout à fait comparable à celle de l'asthme, quoique moins intense ; ces accès se produisent surtout durant le jour et tant que le malade est exposé à l'action irritante du pollen ; c'est encore lorsqu'il va à la campagne que les accès révètent cette forme dans laquelle l'obstruction des fosses nasales est portée à son summum, et où l'arbre aérien presque tout entier subit l'influence nocive et irritante des agents qui produisent l'affection.

L'examen des fosses nasales révèlera les lésions qui caractérisent la première période du coryza aigu, c'est-à-dire de la rougeur et du gonflement de la muqueuse pituitaire.

Diagnostic. — La première attaque de la maladie pourra peut-être, dans quelques cas, être confondue avec le coryza aigu, mais la marche essentiellement intermittente de l'hay fever, la soudaineté de l'accès, l'abondance souvent extrême de la sécrétion aqueuse, seront autant d'éléments qui permettront bien vite d'éviter une erreur, somme toute peu préjudiciable au malade.

Pour le type asthmatique, l'apparition des accès dans le jour, la concomitance presque certaine du coryza, du larmoiement, l'aggravation de la dyspnée ou son apparition lorsque le malade voudra aller à la campagne. Enfin le mode de début du coryza, son retour périodique à certaines époques de l'année et sa marche ne permettront pas de le confondre avec l'asthme vrai.

Pronostic. — Il est absolument favorable, car une fois la floraison des graminées terminée, les symptômes disparaissent d'eux-mêmes. Toutefois, ces attaques presque fixes et annuelles de coryza ne laissent pas que de fatiguer notablement les malades et de les gêner beaucoup en les obligeant à garder la chambre pendant plusieurs jours ou même plusieurs semaines.

TRAITEMENT. — Le premier traitement devra être prophylactique, c'est-à-dire que chaque patient, connaissant à peu près l'époque où apparaît son coryza, devra s'abstenir, autant que possible, d'aller à la campagne ou au grand air. Un voyage sur mer pendant cette période serait évidemment le meilleur moyen à employer pour éviter l'invasion de l'ennemi; malheureusement, ce moyen n'est pas à la portée de tous, et très souvent le mal prévu se déclare avec tout son cortège habituel, avant même que l'on ait songé à employer un traitement palliatif ou curatif.

Quelques auteurs ont conseillé de faire boucher les narines avec de la ouate pour empêcher l'introduction du pollen, d'autres emploient les poudres astringentes ou antispasmodiques (assa fœtida, belladone, valérianate de zinc), que le malade prise plusieurs fois dans la journée. Ceux, au contraire, qui croient à l'existence d'une zone spéciale, conseillent de faire des cautérisations locales, soit à l'acide chromique, soit de préférence au galvano-cautère.

Le sulfate de quinine et le chlorhydrate de cocaïne auraient aussi donné de bons résultats. Toutefois, il convient d'ajouter que si le coryza est bien établi, le meilleur traitement à employer sera encore les fumigations, les purgatifs salins légers, et en un mot, tous les divers moyens dont nous avons déjà parlé à propos du coryza aigu.

Dans le type asthmatique, si les accès de dyspnée sont très prononcés, l'on pourra recommander l'emploi du papier nitré brûlé dans la chambre du malade, ou les cigarettes de feuilles de datura stramonnium et toute la série des antispasmodiques employés dans ces cas[1].

CORYZA PURULENT

(BLENNORRHÉE NASALE)

DÉFINITION. — *Comme son nom l'indique, on désigne, sous le nom de catarrhe purulent des fosses nasales, l'inflammation de la muqueuse pituitaire, accompagnée dès le début de sécrétion purulente.*

ÉTIOLOGIE. — Cette affection s'observe indistinctement chez le nouveau-né, chez l'enfant et chez l'adulte. Tantôt le coryza purulent n'est que la continuation,

[1] Avant d'en finir avec le traitement, il me paraît utile d'ajouter que dans quelques cas où l'accès de coryza avait été conjuré grâce à un traitement prophylactique, j'ai vu l'affection être remplacée par des névralgies extrêmement intenses et rebelles à toute sorte de moyens thérapeutiques. De telle sorte que certains malades préféraient encore leur crise d'hay fever aux douleurs intolérables qui les avaient remplacées. Il s'agissait, dans tous les cas, de malades ayant depuis déjà longtemps payé chaque année leur tribut au coryza justement appelé chez eux périodique.

ou plutôt l'aggravation, de l'inflammation aiguë de la muqueuse pituitaire, tantôt il est la conséquence d'un traumatisme tel qu'une brûlure ou une opération pratiquée sur ces parties du nez. D'autres fois, il résulte de la présence d'un corps étranger dans les fosses nasales, et, plus rarement enfin, il est dû à la contagion. C'est surtout chez le nouveau-né que se rencontrerait plus particulièrement ce coryza infectieux qui résulterait, d'après certains auteurs (H. Weber), de la contamination directe de l'enfant par la muqueuse vaginale de la mère, atteinte de leucorrhée ou de blennorrhagie au moment de l'accouchement. D'autres praticiens, au contraire (Frănkel, Morell-Mackensie, etc.), expliquent l'existence de cette affection par l'exposition subite de la muqueuse pituitaire, encore très sensible et très impressionnable, à l'influence de courants d'air ou à l'introduction de l'eau de savon dans les narines à la suite de lotions faites à la légère. Les deux cas peuvent, à mon avis, se présenter, et l'on conçoit parfaitement que la contagion directe puisse se faire pour le nez comme pour l'œil, quoique le premier organe soit bien mieux protégé et aussi bien plus rarement atteint. H. Weber a, du reste, rapporté un fait de ce genre qui paraît très concluant en faveur de cette opinion.

De même l'on a signalé des observations de contagion directe chez l'adulte, par le pus blennorrhagique. Une fois la transmission se fit par l'intermédiaire d'un mouchoir ayant servi de suspensoir au fils de la malade (Edward) atteint de chaude-pisse ; dans d'autres cas, l'inoculation fut faite avec le doigt

(Boerhave, Edward); de même l'on a signalé des faits de contagion tout à fait directe (Sigmund) à la suite de pratiques obscènes faites sur des femmes contaminées.

Ajoutons, en terminant, que le coryza purulent peut encore s'observer dans le cours, ou à la suite de certaines fièvres éruptives (scarlatine, variole), pendant la diphtérie où il revêt un caractère un peu plus particulier, dû à la présence de fausses membranes dans la cavité du nez. De même, la piorrhée est un des symptômes obligé de la morve.

Symptômes. — Si l'affection est primitive, il n'est pas rare d'observer au début un certain malaise, de la céphalalgie et quelquefois même un mouvement fébril, léger en général, qui atteint dans quelques cas, une insensité assez notable. Si, au contraire, la maladie succède au coryza aigu, il pourra n'exister aucun symptôme général, et tout se bornera à l'écoulement de pus jaune verdâtre, d'odeur fade, nauséabonde, qui ne tardera pas à occasionner l'excoriation de l'orifice des narines et la formation de croûtes à l'entrée du nez et sur la lèvre supérieure. Au bout de quelques jours, la sécrétion, toujours abondante, devient plus fétide et s'accompagne de l'expulsion de grumeaux caséeux, qui sont en quantités variables et ont valu à cette maladie le nom de « coryza caséeux », sous lequel la désignent quelques auteurs (Duplay, Brochin), grumeaux qui sont évidemment le résultat de la rétention et de la décomposition du pus dans les cavités du nez. On les retrouve du reste dans les cas de corps étrangers ou toutes les fois que la sécrétion du nez ne peut pas s'écouler au dehors, surtout à la suite d'une inflammation bien franche de la muqueuse pituitaire.

A cette phase de la maladie, l'obstruction du nez étant en général assez complète, l'odorat se trouve par ce fait plus ou moins compromis, la voix devient nasonnée, et si la sécrétion s'écoule difficilement au dehors, le malade éprouve des douleurs quelquefois très violentes occasionnant des battements, des élancements qui se répercutent dans toute la face et principalement du côté de la région orbitaire. Il peut même se faire de véritables poussées phlegmoneuses aiguës qui occasionnent des symptômes généraux assez graves. Ces faits sont rares cependant, car l'expulsion d'une partie des matières concrétées et accumulées dans l'une ou les fosses nasales (plus souvent dans une seule) calme momentanément les douleurs éprouvées par le malade. En général, à cette période la sécrétion qui s'écoule du nez est striée de sang, répand une odeur fade et fétide qui se distingue néanmoins d'une manière très nette de celle de l'ozène.

Si on pratique l'examen des fosses nasales, au début, on constatera l'existence d'une tuméfaction plus ou moins considérable de la muqueuse qui sera d'un rouge vif, injectée, enflammée, puis bientôt elle deviendra d'un rouge sombre, luisante, excoriée ou exulcérée en divers points, recouverte de sécrétion purulente. Dans une période plus avancée, si l'on cherche à introduire dans les narines, soit un porte-ouate, soit même un stylet ou une curette, l'on ramènera au dehors ces grumeaux caséeux dont nous venons de parler, et souvent même l'on déterminera une épistaxis peu abondante, en général, due à l'excoriation de la muqueuse enflammée, ulcérée même, et dans tous les cas rendue très friable par l'amas de sécrétion qui la recouvre depuis un temps plus ou moins long.

Marche, durée, terminaison. — La marche de l'affection est essentiellement lente et bien souvent le malade ne s'en préoccupe que s'il existe des douleurs violentes pour lesquelles il va consulter le médecin, ou si l'odeur qu'il répand autour de lui, l'oblige à se soigner.

Ainsi l'on a vu des malades atteints, depuis déjà plusieurs années, d'un catarrhe purulent qu'ils considéraient presque comme une sécrétion naturelle sinon comme une émonctoire salutaire, ainsi qu'il arrive encore dans les cas d'otorrhées !

Abandonnée à elle-même, la maladie n'a aucune tendance à marcher vers la guérison, bien au contraire, elle va en s'accentuant de plus en plus, et bientôt elle détermine soit l'obstruction de l'une des narines, la rétention du pus et ces pseudo-tumeurs des fosses nasales qui peuvent en imposer pour une affection plus grave, soit au contraire l'élargissement de la cavité par l'élimination des cornets et la rhinite atrophique avec toutes ses conséquences fâcheuses.

Pronostic. — Il varie suivant la cause qui a produit l'affection et le traitement employé pour la combattre. Dans tous les cas, la maladie est en général bénigne chez l'adulte, mais chez l'enfant et surtout chez le nouveau-né, elle peut compromettre l'existence du petit être, en occasionnant l'occlusion des fosses nasales et les troubles qui en résultent. (Voir, p. 47, *Coryza infantile.*)

Complications. — Les complications qui accompagnent quelquefois le coryza purulent sont surtout les névralgies occasionnées par la rétention du pus, les abcès avec formation de fistules consécutives, les caries profondes des cartilages ou des os, les conjonctivites.

L'érysipèle peut aussi venir compliquer cette affection. Enfin l'on a signalé encore la pachyméningite purulente qui se produirait plus particulièrement chez l'enfant par propagation de l'inflammation à travers la lame criblée de l'ethmoïde qui forme parfois une cloison très mince et très peu résistante.

Diagnostic. — On comprend l'importance qu'il y a de ne pas confondre cette affection avec les diverses lésions qui ont avec elle quelques ressemblances et en particulier avec les tumeurs malignes. Le diagnostic peut, en effet, devenir quelquefois assez embarrassant lorsqu'il y a rétention du pus et accumulation de matière caséeuse dans le nez. Il suffira cependant d'être prévenu de cette cause d'erreur pour pouvoir l'éviter, le stylet, la curette, et des lavages bien faits, devant bientôt lever tous les doutes à cet égard. Quant au coryza diphtéritique, la présence des fausses membranes suffira pour le faire reconnaître.

De même, le coryza morveux se révèlera par les autres symptômes qui accompagnent cette maladie.

Traitement. — Il devra, avant tout, être approprié à la cause qui aura produit l'affection. C'est ainsi que si le coryza est la conséquence d'un traumatisme tel qu'une opération, il suffira de quelques soins de propreté pour attendre la guérison qui survient dans ces cas assez rapidement. S'il existe un corps étranger, il est évident que le premier soin du médecin devra être d'en pratiquer l'extraction par l'un des moyens que nous avons exposé plus loin. Si la cavité nasale est remplie de ces amas caséeux qui empêchent l'écoulement du pus au dehors et aggravent la maladie en occasionnant des symptômes parfois alarmants en apparence, on débarrassera les fosses nasales de ces matières putrides à l'aide de la curette et du stylet, d'abord en essayant de les désagréger. Enfin, contre l'affection purulente elle-même, on prescrira, en dehors du traitement général approprié à l'état du sujet, une médication locale, qui consistera surtout en irrigations nasales (douche de Weber), faites avec des solutions alcalines d'abord et antiseptiques un peu plus tard. Dans le premier cas et si le malade peut le faire, le lait additionné soit de borax, soit de bicarbonate de soude, constitue un excellent mode de traitement à la condition d'employer des quantités de liquide assez considérables, au moins un litre chaque fois, matin et soir. On peut, au besoin, dédoubler le lait avec l'une des solutions alcalines précédentes.

Les solutions antiseptiques les plus recommandables sont évidemment les solutions phéniquées, salicylées ou à la résorcine et au chloral[1], que l'on emploiera de plus en plus faibles jusqu'au moment où la guérison sera définitive. Quelquefois les irrigations nasales ne pouvant se faire par les narines antérieures, on sera dans l'obligation de nettoyer les cavités du nez à l'aide de la seringue rétro-nasale de Fauvel ou autre (FIG. 15), qui a l'inconvénient

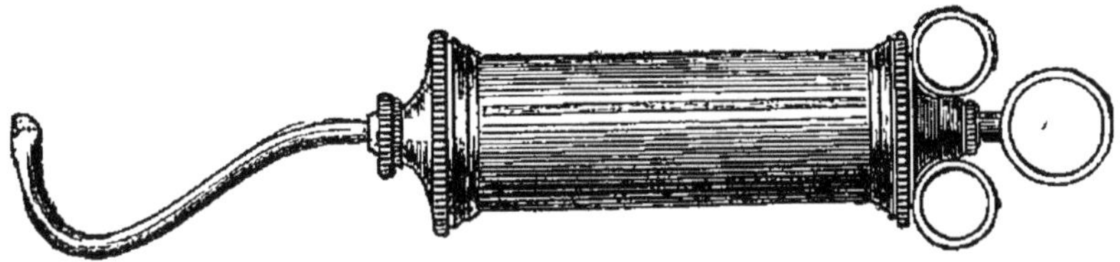

FIG. 15. — Seringue rétro-nasale de Fauvel.

d'être d'un emploi assez difficile et qui ne peut guère être utilisée que par le médecin lui-même, c'est-à-dire trop rarement pour donner de bons résultats. Il est incontestable que toutes les fois que le malade pourra employer les douches nasales, il vaudra mieux recourir à ce dernier moyen qui est à la fois

[1] Je ne parle point de permanganate de potasse qui a l'inconvénient grave de tacher le linge d'une manière définitive et, pour cette raison, d'être assez peu pratique.

Les solutions de ces médicaments faites au 1/500e et additionnées d'un peu d'alcool et de glycérine rendent surtout de grands services quand il existe un peu d'odeur, dû à la décomposition du pus dans les fosses nasales.

Lorsque la sécrétion diminue et que la muqueuse reprend peu à peu son aspect normal, l'on devra remplacer les liquides précédents par des solutions astringentes faites avec du tannin, du sulfate de zinc, etc.

plus pratique et qui déterge très bien les fosses nasales.

S'il existe de l'enchifrènement et chez les enfants nouveau-nés auxquels on ne peut faire d'irrigations à cause des inconvénients graves qui pourraient en résulter (spasme de la glotte), on se bornera à prescrire des fumigations émollientes ou aromatiques, à faire quelques lavages alcalins à l'entrée des narines, et à faciliter autant que possible l'écoulement du pus au dehors. Faut-il ajouter que s'il existe des symptômes généraux, on les traitera par les moyens habituels et que, si le coryza est symptomatique d'une autre affection, on dirigera contre cette dernière un traitement approprié.

CORYZA CHRONIQUE SIMPLE

Définition. — *On désigne sous ce nom l'inflammation chronique de la muqueuse pituitaire caractérisée par une exagération de la sécrétion normale et une obstruction plus ou moins considérable des fosses nasales.*

Étiologie. — En général, le coryza chronique succède à l'affection aiguë ou, plus souvent encore, à une série d'inflammations aiguës de la muqueuse de Schneider. Les vices de conformation du nez, et particulièrement le rétrécissement des fosses nasales favorisant l'accumulation des sécrétions naturelles dans ces cavités, prédisposent la muqueuse aux inflammations chroniques. La présence de végétations adénoïdes entretiennent toujours un catarrhe naso-pharyngien plus ou moins considérable qui peut aussi, par propagation, atteindre la muqueuse nasale tout entière. Certaines professions dans lesquelles les ouvriers sont continuellement exposés à l'action de vapeurs ou poussières irritantes, suffisent pour créer de toute pièce le coryza chronique simple au début, et parfois ulcéreux plus tard, suivant la nature des agents qui ont produit l'affection[1]. Les personnes qui prisent régulièrement du tabac dans le but de « dégager leur cerveau », les alcooliques sont aussi très souvent atteints de l'affection qui nous occupe. Enfin la diathèse strumeuse chez l'enfant, et l'arthritisme, ou même la syphilis chez l'adulte, agissent comme causes prédisposantes.

Symptômes. — *A. Fonctionnels.* Si l'affection est limitée aux fosses nasales antérieures, toute la symptomatologie se réduit à une gêne habituelle de la respiration, une sorte d'enchifrènement qui force le malade à respirer presque constamment par la bouche, de telle sorte que, la nuit particulièrement, sa langue se dessèche et le sujet atteint se réveille pour humecter sa bouche soit avec de l'eau fraîche, soit avec une pastille qu'il laisse fondre sur sa langue. Dans ces cas, la voix est nasonnée, le malade « parle du nez », comme l'on dit vulgairement et, lorsque les

[1] Voir : *Coryza professionnel.*

arrière-fosses nasales participent à l'inflammation, ce qui est le cas le plus habituel, ce symptôme est alors très accusé; l'odorat est plus ou moins altéré, le malade prend un air hébété qui lui donne un cachet de ridicule tout particulier (Michel). Il éprouve également une céphalalgie plus ou moins violente, intermittente, en général localisée au niveau des sinus frontaux.

L'on a même attribué à cette affection (Rumbold) des troubles intellectuels caractérisés principalement par la perte ou la diminution de la mémoire.

Enfin, la sécrétion de la muqueuse est toujours, suivant les cas, plus ou moins augmentée; tantôt opaque, puriforme, le liquide qui s'écoule des fosses nasales est, d'autres fois, presque séreux, très liquide et extrêmement abondant. C'est ainsi qu'on a cité des cas de véritable rhinorrhée dans lesquelles les malades rendaient plusieurs litres de liquide chaque jour, et cela pendant plusieurs mois (Morgagni, Elliotson), mais on peut évidemment considérer ces faits comme exceptionnels. En général, la sécrétion, un peu plus abondante qu'à l'état normal, devient simplement plus épaisse, plus visqueuse, ayant une teinte plus ou moins jaunâtre. Le malade mouche avec difficulté des mucosités purulentes qui tombent dans ses arrière-fosses nasales, surtout le matin, au réveil, et lui occasionnent alors des envies de vomir et des efforts considérables pour expulser les sécrétions accumulées dans les cavités du nez.

Ainsi que le fait observer avec juste raison le Dr Michel, tous ces inconvénients concourent à rendre le coryza chronique une affection des plus incommodes et des plus désagréables.

B. Objectifs. L'examen à l'aide du speculum permet de constater que la muqueuse qui recouvre les cornets et la cloison est tapissée d'une couche de mucus plus ou moins jaunâtre disséminé dans la cavité du nez et pouvant en imposer tout d'abord, à un œil peu exercé, pour des ulcérations de la muqueuse, surtout lorsque ces sécrétions sont très peu abondantes et disposées sous forme de petits îlots. Si l'on enlève ces exsudations soit avec le porte-ouate, soit en faisant tout simplement moucher le malade, on aperçoit au-dessous la muqueuse des cornets et de la cloison rouge, injectée, vascularisée. Elle est d'un rouge plus ou moins vif, uniforme, diffus ou par place seulement. Bien qu'il n'existe jamais d'ulcération, on peut cependant apercevoir, dans quelques cas, de petites érosions très superficielles et très circonscrites que M. Duplay présume avoir leur siège à l'orifice des glandes de la muqueuse. Ces lésions s'observent surtout après une poussée de coryza aigu et lorsque l'inflammation de la muqueuse est encore très intense.

Dans quelques cas, si l'affection a duré un certain temps, la membrane pituitaire est, au contraire, pâle, décolorée, d'un gris rosé terne, mais épaisse et offrant une surface irrégulière comme parcheminée, ou bien encore, l'une des fosses nasales offre cet aspect particulier qui indique la transformation de la maladie en coryza atrophique, tandis que, du côté opposé, la muqueuse se boursouffle, venant retrécir notablement la lumière de la cavité nasale et constituant alors la rhinite hypertrophique. (Voy. p. 78.)

MARCHE, DURÉE, TERMINAISON. — La marche du coryza chronique simple est absolument lente, et la maladie n'a aucune tendance à guérir d'elle-même, de telle sorte que, sans traitement, elle peut durer aussi longtemps que le malade. Toutefois, lorsque l'affection a persisté pendant plusieurs années et qu'une médication appropriée et *suffisamment prolongée* n'est pas venue l'enrayer dans sa marche, elle a une tendance marquée à produire soit l'hypertrophie de la muqueuse du nez, soit, au contraire, l'atrophie de cette dernière. On voit alors survenir tous les inconvénients graves qui résultent de cette transformation ou, pour parler plus exactement, de cette marche progressive de la maladie.

Le coryza chronique n'est, en effet, bien souvent, que la première étape du coryza atrophique (ozène), dont la rhinite hypertrophique est la période intermédiaire qui, dans quelques cas, n'existe pas ou bien passe inaperçue.

Cependant la marche de cette affection n'est pas fatalement continue ni nécessairement progressive. Bien que n'étant jamais exempts de toute gêne, il est des malades qui ne sont réellement tourmentés de leur coryza qu'à certaines époques de l'année, pendant l'hiver, au printemps ou en automne, d'autres en toutes saisons. Il en est quelques-uns qui n'éprouvent un enchifrènement désagréable accompagné d'éternument que dans les appartements, ou bien au contraire dès qu'ils s'exposent à l'action de l'air. Mais le malade n'en reste pas moins très susceptible, et ces rémissions apparentes, ou plutôt momentanées, peuvent disparaître sous l'influence de la moindre cause irritante.

Diagnostic. — D'après ce qui vient d'être dit, le diagnostic du coryza chronique ne présente aucune difficulté; et l'examen rhinoscopique antérieur et postérieur aura bien vite permis d'éliminer toutes les affections avec lesquelles on pourrait le confondre, si l'on se bornait à l'exposé des symptômes fonctionnels éprouvés par le malade. C'est ainsi que l'on écartera l'idée de tumeur des fosses nasales, de corps étrangers, etc., et, en un mot, de toutes les affections qui peuvent offrir avec le coryza chronique une ressemblance symptomatologique quelconque. L'absence d'odeur nauséabonde, repoussante, l'examen direct permettront facilement d'écarter l'idée de punaisie, à moins que cette maladie ne commence déjà à se développer, auquel cas on constaterait l'existence des autres lésions qui la caractérisent.

Pronostic. — Sans avoir de gravité au point de vue de l'existence, le coryza chronique ne constitue pas moins une affection fort désagréable pour le malade, toujours difficile à guérir, récidivant avec une facilité extrême, surtout lorsque les sujets atteints continuent à s'exposer aux diverses causes qui avaient déterminé l'éclosion du mal. De plus, il n'est pas rare de voir les malades gênés dans l'exercice de leur profession par la perte plus ou moins complète de l'odorat, l'altération du goût qui en est la conséquence; et particulièrement par les douleurs sus-orbitaires qui paralysent parfois leur activité cérébrale et diminuent leur aptitude aux travaux intellectuels.

Chez les enfants, le pronostic devient plus grave à cause de la gêne respiratoire qui résulte de l'affection.

Complications. — L'on peut observer, dans le cours de la rhinite chronique, les diverses complications dont nous avons déjà parlé à propos de l'affection aiguë. C'est ainsi qu'il n'est pas rare, chez l'enfant surtout, de constater l'existence d'inflammation du canal nasal et du sac lacrymal. De même, les arrière-fosses nasales participant en général à l'inflammation, on observe tous les symptômes du catarrhe des trompes, et souvent même des otites moyennes catarrhales par propagation de la phlegmasie jusqu'à la caisse du tympan; le catarrhe naso-pharyngien, les pharyngites granuleuses ou catarrhales simples, sont en quelque sorte des lésions obligées du coryza chronique et se rencontrent presque toujours en même temps que lui. Il n'est pas rare encore de trouver, surtout chez les enfants, une hypertrophie de la tonsille pharyngienne (végétations adénoïdes) ou des amygdales. Enfin, l'on peut observer également soit des symptômes réflexes occasionnés par la maladie du nez, soit de la rhinite atrophique.

Traitement. — Le traitement est subordonné à l'intensité de l'affection et à la nature des états diathésiques ou des causes qui ont pu exercer une influence sur son développement. La première indication sera évidemment de supprimer ces dernières et, si la maladie n'est pas trop ancienne, elle disparaîtra alors facilement avec quelques précautions hygiéniques. La deuxième sera de prescrire une médication générale en rapport avec le terrain sur lequel évolue le mal et, à cet effet, l'on prescrira, suivant les cas, l'huile de foie de morue, l'arsenic, les sulfureux, le fer, le quinquina, l'iodure de potassium, etc., suivant la diathèse que l'on aura à combattre.

Enfin, l'on instituera un traitement local destiné à modifier l'état de la muqueuse pituitaire, soit sous la forme d'insufflations pulvérulentes, soit sous celle de liquides (injections ou irrigations).

Parmi les substances pulvérisées, il convient de citer les poudres absorbantes : bismuth, talc, le chlorate de potasse (1/10) ; les astringents, tels que l'alun, le borax, le tannin, etc., et, enfin les poudres irritantes et, parmi ces dernières, le nitrate d'argent (1/10) (Michel), ou employé pur sous forme de cautérisations

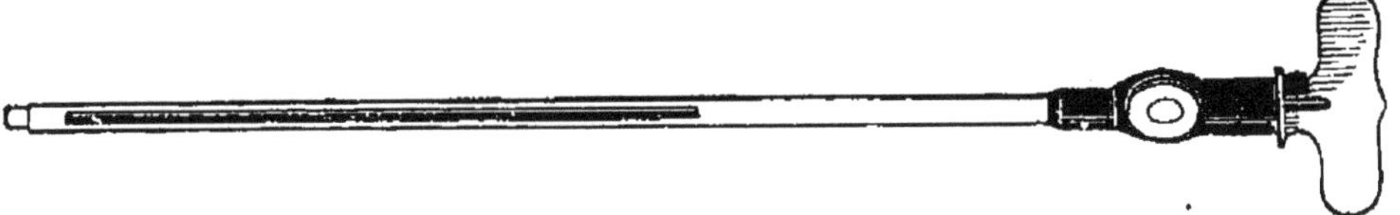

Fig. 16. — Porte caustique pour les fosses nasales.

locales (Schrötter, Niemeyer). Ces diverses moyens, et particulièrement les deux derniers (astringents et caustiques), sans donner de meilleurs résultats que les irrigations, ont parfois l'inconvénient grave d'amener une poussée de coryza aigû, accompagnée de céphalalgie, de larmoiement, qui incommodent et effraient même certains malades un peu susceptibles. Aussi me semble-t-il préférable d'avoir recours aux irrigations et pulvérisations nasales que l'on fera, les premières avec des solutions alcalines (bicarbonate de soude, chlorure de sodium, borax, etc.), ou sulfureuses d'abord, puis antiseptiques ensuite, si la sécrétion est puriforme. A cet effet l'on emploiera avec avantage les solutions à l'acide phénique, la résorcine, le salicylate de soude, etc., au 1/500, dont on fera passer au moins un demi-litre dans les fosses nasales matin et soir.

Si besoin est, l'on pourra faire suivre les irrigations de pulvérisations faites dans les deux narines avec des solutions légèrement astringentes de tannin, sulfate de zinc, alun, sous-acétate de plomb, etc.

Enfin, si le malade peut le faire, un séjour au bord de la mer, ou à une station thermale pyrénéenne permettra de modifier heureusement l'affection et de la guérir d'une manière plus sûre, et surtout plus rapide.

Il est inutile d'ajouter que, s'il existe des complications, elles seront traitées par des moyens appropriés suivant la nature de chacune d'elles.

CORYZA HYPERTROPHIQUE

Définition. — *On désigne sous le nom de rhinite hypertrophique la tuméfaction persistante et plus ou moins généralisée de la muqueuse pituitaire.*

Étiologie. — Bien des auteurs décrivent l'hypertrophie de la muqueuse nasale comme l'un des symptômes du coryza chronique simple, n'accordant pas à cette affection une place spéciale dans le cadre qui contient les différentes rhinopathies. Cependant, il est des cas où l'hypertrophie est telle, qu'elle constitue à elle seule toute la maladie et c'est surtout à ce titre qu'elle m'a semblé mériter une description un peu plus détaillée dans un chapitre spécial.

Ainsi que je viens de le dire, l'hypertrophie chronique de la muqueuse des fosses nasales s'observe particulièrement chez les personnes qui ont été atteintes pendant un temps plus ou moins long, d'inflammation de cette muqueuse. C'est surtout chez les enfants lymphatiques ou scrofuleux, que l'on observe cette maladie, elle est également assez fréquente chez les adultes, et au contraire très rare à un âge avancé, au-dessus de quarante-cinq à cinquante ans. Le sexe ne me semble pas avoir d'influence marquée sur la production de cette affection.

SYMPTÔMES. — *A. Fonctionnels.* — Les symptômes habituels sont à peu près les mêmes que ceux du coryza chronique, avec cette différence qu'ici l'enchifrènement et la gêne de la respiration nasale sont beaucoup plus prononcés. Le malade est presque toujours obligé de respirer par la bouche tant le jour que la nuit, surtout lorsque les deux fosses nasales sont atteintes, aussi a-t-il constamment la gorge sèche et irritée. Pendant la nuit, les malades font entendre un ronflement nasal très bruyant et très désagréable.

Il semble que les sujets atteints de cette affection

respirent avec une peine extrême et sont toujours sur le point de suffoquer[1]. Il n'est pas rare, lorsqu'il s'agit d'enfants, que les parents viennent les réveiller pour leur permettre de respirer un peu plus librement, mais dès qu'ils reprennent leur sommeil, la même gêne reparaît aussi intense que la première fois. Parfois même, la langue vient se coller sur la voûte palatine, ou bien elle se porte en arrière, fermant en partie l'orifice glottique, et occasionnant alors de véritables accès de dyspnée et même de suffocation bien faits pour inquiéter des parents soucieux de la vie de leurs enfants. Notons, toutefois, que ce dernier symptôme est très rare.

Cette gène de la respiration est bien plus prononcée si le temps est humide ou pluvieux que si l'air est sec. L'enchifrènement uni ou bilatéral, suivant le degré de l'hypertrophie, est accompagné d'une obtusion plus ou moins considérable de l'odorat et d'un nasonnement de la voix. Bien souvent, les malades sont en même temps atteints de surdité par obstruction ou catarrhe des trompes, de telle sorte qu'ils ont un air hébété analogue à celui des enfants porteurs de grosses amygdales ou de végétations adénoïdes.

La sécrétion du nez, en général aqueuse, est rarement très abondante, et bien souvent même, à moins de poussées aiguës, les malades font d'inutiles efforts pour moucher quelques mucosités dont l'expulsion

[1] C'est à peu près le même phénomène que l'on observe dans le cas d'hypertrophie des amygdales.

n'amène aucune amélioration à la gêne respiratoire dont ils sont tourmentés. Quelquefois on observe des épistaxis, mais elles sont peu abondantes. En un mot aucun des symptômes dont nous venons de parler n'est caractéristique de l'affection, et seul l'examen rhinoscopique permet de faire le diagnostic.

B. Symptômes objectifs. — A l'examen rhinoscopique antérieur l'on aperçoit tout d'abord une tuméfaction diffuse occupant la muqueuse qui recouvre le cornet inférieur. Ce gonflement est en général tellement prononcé que le cornet repose sur le plancher des fosses nasales, obstruant complètement le méat inférieur, et vient, à la partie interne, s'accoler à la cloison, empêchant ainsi l'examen de la cavité du nez. Chez l'enfant, on peut constater cette hypertrophie en relevant simplement la pointe du nez en haut et un peu en arrière et en projetant un faisceau lumineux à l'entrée des fosses nasales. La surface de la muqueuse est lisse, unie, rarement tomenteuse, granulée, son aspect est parfois rouge ou légèrement rosé. Mais bien souvent, lorsque la tuméfaction est ancienne et très prononcée, sa coloration est d'un gris terne à peine teintée de rose, ayant la plus grande ressemblance avec les polypes muqueux des fosses nasales, ou, plus exactement encore, avec la muqueuse des replis ary-épiglottiques du larynx, dans les cas d'œdème aigu. Si l'on touche ces parties avec la sonde ou le stylet, on constate d'abord que la sensibilité de la muqueuse est notablement diminuée ; de plus, on sent que cette masse est molle, se déprimant facilement, mais reprenant son aspect habituel dès que l'on cesse la pression. Les attouchements répétés déterminent à peine une légère vascularisation caractérisée par une teinte un peu plus rosée, mais, dans les cas avancés, il ne se produit aucun changement appréciable.

Si l'on peut apercevoir le cornet moyen, on voit que ce dernier est également augmenté de volume mais à un degré moindre que le précédent, car il n'obstrue jamais complètement le méat moyen. Parfois, toute la muqueuse qui recouvre sa face inférieure semble relâchée, comme détachée des parties sous-jacentes, sa coloration est grisâtre, sale. La sensibilité tactile est très notablement amoindrie.

Si l'hypertrophie siège, ou a envahi les arrière-fosses nasales, à l'examen avec le miroir rhinosco-

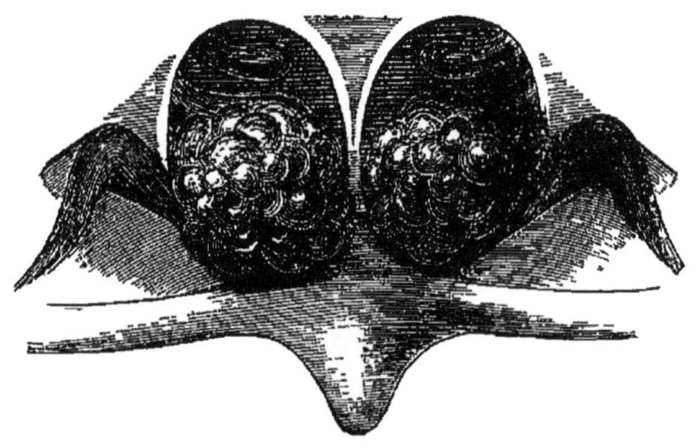

Fig. 17. — Aspect des cornets inférieurs atteints d'hypertrophie vus dans le miroir rhinoscopique (d'après Morell-Mackensie).

pique, on aperçoit l'extrémité postérieure du cornet inférieur également tuméfiée. La muqueuse n'est plus lisse et unie ; elle est au contraire inégale, bosselée, d'aspect muriforme et d'une coloration grisâtre très pâle qui tranche d'une manière bien nette avec la couche muqueuse qui recouvre le voile du palais (voir FIG. 17) et les arrière-fosses nasales (pharynx nasal, orifices des trompes, etc.). On a sous les yeux de véritables végétations polypoïdes, groupées ensemble et faisant saillie en dehors des choanes, recouvrant quelquefois la partie inférieure de la cloison qu'elles cachent à l'œil de l'observateur. Les deux parties peuvent même être assez volumineuses pour arriver au contact et se croiser (Michel) derrière la cloison. Ces tumeurs reposent sur la face supérieure du voile du palais, derrière la luette et sur les parties latérales à l'orifice des fosses nasales postérieures qu'elles obstruent plus ou moins complètement. La partie postérieure du cornet moyen est généralement à peine tuméfiée et d'une coloration rosée, uniforme.

Parfois la cloison est épaissie, rouge et enflammée. Le plancher du nez est habituellement sain, mais on peut trouver cependant quelques petites élevures assez circonscrites, très sessiles, étalées sur le plancher des fosses nasales et presque toujours situées près de l'entrée des narines antérieures.

Suivant l'intensité de la maladie, on trouve ces différentes lésions réunies chez le même sujet et des deux côtés en même temps ou seulement quelques-unes d'entre elles soit sur le cornet inférieur, soit sur le cornet moyen, dans toute la longueur de ces derniers, ou simplement à leur partie antérieure ou postérieure.

MARCHE, DURÉE, TERMINAISON. — La marche de la maladie est essentiellement lente et, une fois constituée, il est extrêmement rare qu'elle rétrograde d'elle-même. De telle sorte que sa durée peut être considérée comme indéfinie, tant qu'un traitement approprié n'est pas venu tout faire rentrer dans l'ordre. Cependant, ainsi que j'ai déjà eu l'occasion de le dire un peu plus haut, les malades sont surtout gênés lorsque l'atmosphère est chargée de vapeurs d'eau, que le temps est humide. Au contraire, par les temps secs, la tuméfaction est peu prononcée, les malades se considèrent comme presque guéris pouvant alors respirer plus librement par le nez.

La terminaison habituelle de la maladie abandonnée à elle-même, est ou la persistance de l'hypertrophie, ou le passage à la période atrophique, dont l'ozène ou punaisie devient alors l'expression. En effet, de même que le coryza chronique simple n'est en général que le premier degré qui conduit à l'ozène (coryza atrophique), ainsi la rhinite hypertrophique est très souvent la deuxième étape, ou, si je puis m'exprimer ainsi, la période de transition dont le coryza atrophique est la conséquence. Ce n'est pas que cette dernière affection soit toujours précédée ou accompagnée de ces deux stades. De même que le coryza chronique simple n'aboutit pas fatalement à l'hypertrophie de la muqueuse du nez, ainsi cette dernière affection n'a pas toujours pour résultat fatal le coryza atrophique. Bien au contraire, nous verrons un peu plus loin (voir *Polypes*) que, d'après certains auteurs, l'hypertrophie de la muqueuse nasale est le début des végétations polypoïdes d'abord, puis des polypes muqueux eux-mêmes.

Enfin, il convient aussi de savoir que l'hypertrophie de la muqueuse nasale diminue avec l'âge et qu'après quarante-cinq ans, on n'observe guère plus cette tuméfaction chronique de la membrane de Schneider.

Diagnostic. — Dans les cas habituels et lorsque les tissus hypertrophiés ne sont pas trop volumineux, ni trop exsangues, le diagnostic est en général facile, et l'examen rhinoscopique a bientôt révélé la nature de l'affection. Mais lorsque la muqueuse qui recouvre le cornet inférieur est très hypertrophiée, au point de sembler quelquefois comme pédiculée, d'aspect grisâtre, pâle, absolument insensible, le cornet inférieur ainsi transformé peut assez facilement, au premier aspect, en imposer à un œil peu exercé pour un polype muqueux des fosses nasales. Je pourrai même citer l'observation de bien des malades auxquels on a essayé d'enlever ces prétendus néoplasmes. Si l'hypertrophie occupe les deux fosses nasales on aura alors deux tumeurs parfaitement symétriques, obstruant surtout le méat inférieur. S'il s'agit de polypes on apercevra très souvent leur surface parcourue par un rameau vasculaire plus ou moins délicat, envoyant des ramifications arborisées dans tous les sens. Enfin la sonde ou le stylet viendront lever les derniers doutes. En effet, si la muqueuse est simplement hypertrophiée, on trouvera une base d'implantation étendue, située au niveau du point où s'insère habituellement le cornet, tandis que s'il s'agit d'un polype l'on pourra suivre ce dernier jusque vers le méat moyen ou même plus haut dans le point d'élection de ces sortes de néoplasmes. La tumeur arrivée à ce degré de développement est toujours très pédiculée et par conséquent assez mobile.

Si le moindre doute existait encore dans l'esprit de l'observateur, il pourrait employer les attouchements du néoplasme avec une solution de chlorhydrate de cocaïne au 1/10° qui, en cas d'hypertrophie simple suffirait pour réduire le volume de la muqueuse d'une manière très appréciable, en l'espace de quelques minutes. Il est inutile d'ajouter que, dans le cas où il s'agirait d'un véritable polype, ce dernier ne subirait aucun changement sous l'influence de ce nouvel agent thérapeutique.

Les déviations de la cloison du nez méritent à peine d'être signalées, car leur situation à la face interne, la consistance de la tumeur constituent des éléments bien suffisants de diagnostic.

Pronostic. — Il est favorable, si le malade se soumet à un traitement approprié à son affection ; dans le cas contraire, il s'expose aux sérieuses complications qui peuvent survenir dans le cours ou comme conséquence de l'affection.

Complications. — J'ai déjà, à propos de la terminaison de la maladie, parlé de ses relations avec le coryza atrophique et les polypes muqueux, il sera donc inutile d'y revenir ici. Du côté des oreilles, on peut observer toutes les complications qui accompagnent les inflammations chroniques des fosses nasales, et c'est surtout du côté des trompes d'Eustache que s'observent les premiers symptômes de l'affection auriculaire.

Chez les enfants, la gêne *habituelle* et *prolongée* de la respiration nasale, peut occasionner les mêmes lésions que l'hypertrophie des amygdales, les mêmes arrêts de développement de la cage thoracique, les déformations en carène, en poitrine de pigeon (Dupuytren, Lambron, Shaw, etc.), les forces vitales des jeunes malades sont très affaiblies par suite d'un défaut continuel d'oxygénation du sang. Enfin l'on a encore signalé, comme une complication de l'hypertrophie de la muqueuse pituitaire, quelques phénomènes réflexes, tels que l'asthme, la toux, des névralgies, etc., qui feront, un peu plus loin, l'objet d'une étude spéciale.

Anatomie pathologique. — Les lésions anatomo-pathologiques sont celles de toutes les hypertrophies des muqueuses en général. Cette dernière est plus vasculaire qu'à l'état normal, les vaisseaux sont dilatés; les glandes, augmentées de volume, sont également en plus grand nombre. Les cellules épithéliales, plus nombreuses aussi, subissent en partie la dégénérescence graisseuse. La couche conjonctive est notablement épaissie et infiltrée de petites cellules.

Traitement. — Le traitement du coryza hypertrophique sera avant tout local et assez énergique pour réduire à un volume à peu près normal la muqueuse hypertrophiée. Lorsque l'affection est récente, ou peu prononcée, quelques injections et pulvérisations astringentes seront parfois des moyens suffisants, surtout si on leur adjoint quelques cautérisations.

Mais il faut avouer que dans les cas anciens et bien caractérisés, alors que la muqueuse offre cet aspect grisâtre, pâle, polypoïde, dont j'ai parlé plus haut, on doit recourir à une médication topique beaucoup plus énergique que la précédente. C'est à cet effet que l'on a proposé l'excision de la partie hypertrophiée, soit à l'aide de ciseaux droits portés le long de la paroi externe de la muqueuse du nez (Péan), soit avec un serre-nœud spécial (Jarvis, Michel). Toutefois ces moyens me semblent bien énergiques pour une affection en somme aussi bénigne et que l'on peut surtout faire disparaître si différemment. En effet, les cautérisations ponctuées, ou plutôt linéaires, de la muqueuse hypertrophiée faites avec le galvano-cautère, et déjà recommandées par Voltolini, Michel, Zaufal, Hedinger, Löwenberg, etc., font disparaître assez rapidement la tuméfaction de la muqueuse et rétablissent ainsi la respiration nasale. Il est rare qu'après cinq ou six séances, la perte de substance déterminée par les cautérisations, ne soit pas suffisante pour rendre aux fosses nasales leur calibre normal. L'application du galvano-cautère dans les cavités du nez est fort peu douloureuse et la réaction inflammatoire à peu près nulle. Du reste, chez les malades un peu timorés, l'on pourrait, au préalable anesthésier la muqueuse pituitaire à l'aide d'une solution de chlorhydrate de cocaïne au 1/10e, en se rappelant toutefois que les applications de ce topique suffisent pour réduire en quelques minutes, les hypertrophies considérables de la muqueuse même chez quelques malades il a suffi de quelques attouchements faits avec une solution de cet alcaloïde pour obtenir le résultat cherché. Dans le cas où l'on devra recourir au galvano-cautère, nous recommandons

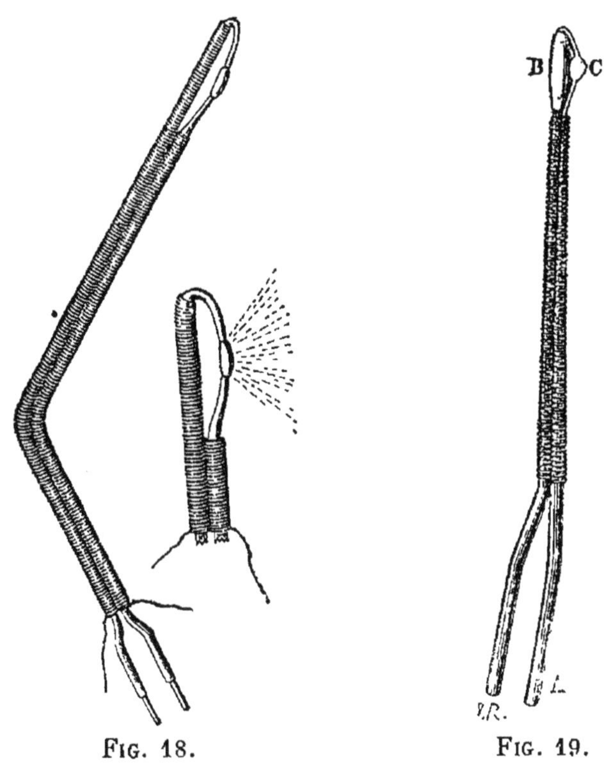

Fig. 18. Fig. 19.

Fig. 18. — Cautère latéral de Löwenberg pour les fosses nasales. — Fig. 19. — Le même dans lequel l'extrémité qui repose sur la cloison a été remplacée par une boule d'ivoire (B) dont la surface est plus lisse. (C) plaque de platine qui s'échauffe au moment où passe le courant.

aux praticiens l'emploi du cautère nasal, imaginé par M. Löwenberg (voir fig. 18-19), qui a l'avantage de protéger la cloison du nez contre les brûlures qui pourraient résulter soit des mouvements du malade, soit d'un défaut de sûreté dans la main de l'opérateur. Après avoir introduit la plaque métallique un peu au delà des parties à cautériser, l'on fait passer un courant, dont on connaît d'avance l'intensité (rouge sombre) au moment où l'on commence à retirer l'instrument, de manière à faire une cautérisation linéaire. Le seul inconvénient, léger, toutefois, est la nécessité d'avoir deux instruments, un pour chaque narine.

Il est inutile d'ajouter que toutes ces manœuvres opératoires seront pratiquées, le miroir sur le front, c'est-à-dire sur un champ opératoire parfaitement éclairé, et c'est, du reste, pour ne pas que la main de l'opérateur masque les parties sur lesquelles il veut agir, que les instruments sont coudés à angle obtus.

Pour chauffer les plaques galvaniques, on peut indifféremment se servir d'une pile primitive, celles de Chardin, par exemple (voir FIG. 20), ou d'un accumulateur (Faure, ou Trouvé), bien que ces derniers me semblent encore d'un emploi coûteux et peu commode, se dérangeant assez facilement.

Enfin les praticiens qui n'auraient pas sous la main de pile galvanique, retireront de très bons résultats de l'emploi de l'acide chromique, d'après la méthode préconisée par notre confrère et ami le Dr Hering, de Varsovie. Tout le monde sait que l'acide chromique cristallisé jouit de propriétés hygrométriques très prononcées, qu'il fond et se diffuse à la surface des muqueuses sur lesquelles il est appliqué, avec une facilité extrême. Bien plus, les attouchements faits avec ce caustique, et d'après les procédés habituels, étaient assez douloureux, tandis qu'employés à la manière du Dr Hering, on peut en localiser strictement l'action et ne profiter que des avan-

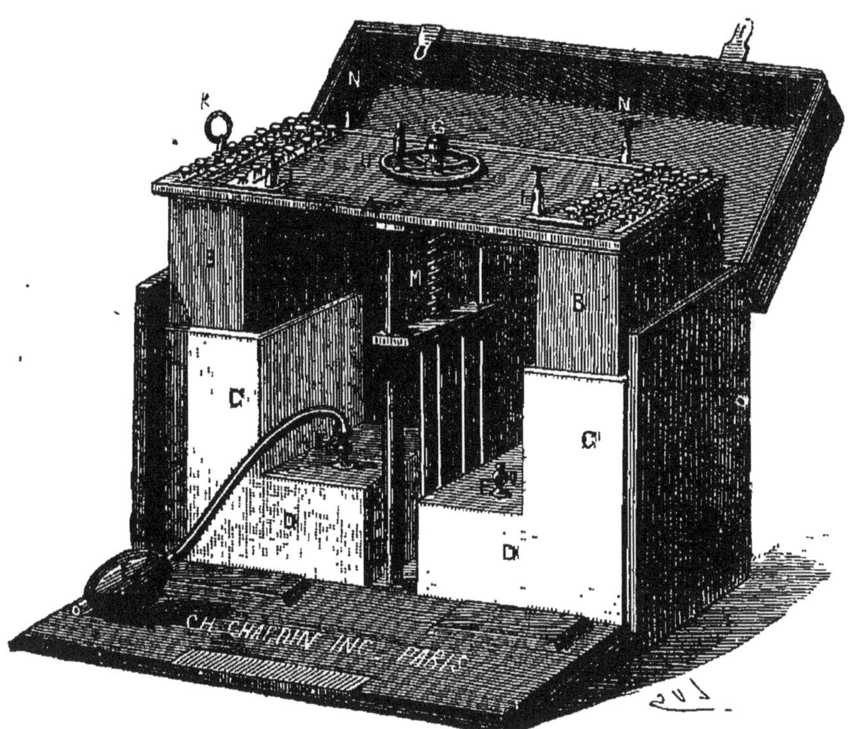

Fig. 20.

tages qu'il nous offre. Sur une lampe ordinaire ou un un bec de gaz, on chauffe, à l'extrémité d'une sonde métallique ou en verre, un très petit fragment d'acide cristallisé, qui ne tarde pas à perdre son eau en crépitant légèrement, il se fond et forme une masse épaisse, gluante, d'un brun foncé,.qui se fige rapidement en se plaçant sur l'un des bords ou à l'extrémité du porte-caustique suivant le désir et le besoin de l'opérateur. Il forme alors à ce niveau un enduit plus ou moins épais (mais il est préférable de toujours prendre de très petits fragments de cristaux et de faire une couche assez mince) ayant à peu près l'aspect terne et la coloration de la préparation inflammable qui revêt les allumettes suédoises[1].

Se servant alors du porte-caustique ainsi préparé, on trace au niveau de la muqueuse hypertrophiée et dans le sens de sa longueur, quelques raies légères qui ne tardent pas à prendre une teinte jaunâtre s'élargissant peu à peu et devenant bientôt confluentes, si on les fait assez rapprochées les unes des autres.

La cautérisation terminée, on fait renifler au malade un peu d'eau tiède légèrement alcalinisée à l'aide de bicarbonate de soude, pour enlever l'excès d'acide mis en contact avec la muqueuse.

Ainsi que l'a fait remarquer le Dr Hering, ce mode de cautérisation n'occasionne au malade aucune douleur et réduit parfaitement, en quelques séances, les hypertrophies de la pituitaire[2].

On pourra adjoindre, au traitement local dont je viens de parler, une médication générale destinée à

[1] Si la chaleur a agi trop longtemps ou trop brusquement la surface seulement du cristal se transforme en une couche verte, friable et poreuse d'hyperoxyde chromique dépourvue de toute action corrosive.

[2] Ce procédé est également employé, avec avantage, dans le pharynx, le larynx, et tous les cas où l'acide chromique peut rendre des services.

agir sur les dispositions diathésiques du malade, et quelques irrigations nasales qui auront pour but de dégager les cavités du nez des produits de sécrétion qui auraient de la tendance à s'y accumuler. Toutefois, il faudra bien se rappeler que ces petits moyens sont à peine des palliatifs qui, dans aucun cas, ne peuvent faire disparaître le gonflement hypertrophique de la muqueuse qui occasionne au malade tous les symptômes désagréables dont il se plaint et pour lesquels il réclame le secours de l'art.

RHINITE ATROPHIQUE. — OZÈNE. — PUNAISIE

DÉFINITION. — *On désigne sous le nom de rhinite atrophique, improprement appelée « ozène », une inflammation chronique caractérisée par l'élargissement des fosses nasales, et l'accumulation dans ces cavités ainsi agrandies, de concrétions croûteuses qui répandent une odeur fétide et repoussante qui lui a valu le nom sous lequel on désigne habituellement cette maladie* [1].

La rhinite chronique atrophique est une affection tellement commune et si grave au point de vue des rapports sociaux, qu'il est de la plus haute importance d'avoir une idée bien nette sur cette rhinopathie qui, dans l'état actuel de la science, doit être classée comme

[1] Ozène, vient en effet de οξαινα, puanteur.

il convient. Jusqu'à ces dernières années en effet, toutes les affections des fosses nasales caractérisées par la mauvaise odeur de l'air expiré étaient désignées sous le nom d'ozène. De telle sorte que des affections, bien différentes au point de vue de leur symptôme, de leur marche et surtout de leur traitement, étaient englobées sous cette dénomination un peu trop générale. Mais l'examen direct des fosses nasales a permis d'éloigner toutes ces erreurs et de faire de l'ozène ce qu'il aurait toujours dû être, c'est-à-dire le symptôme d'affections différentes qu'il convient de décrire séparément.

Ces quelques considérations étaient, je crois, nécessaires pour bien établir que je n'étudierai point dans ce chapitre les diverses ulcérations ou altérations du squelette du nez, quel que soit leur nature du reste (syphilitique, scrofuleuse, traumatique, etc), mais une affection réellement spéciale, *sans lésions ulcéreuses*, caractérisée par les symptômes dont j'ai déjà parlé dans la définition que j'ai donnée de cette maladie.

ÉTIOLOGIE.—*Causes prédisposantes.*—Parmi lescauses qui prédisposent le plus à cette pénible affection, il faut, à mon avis, mettre au premier rang l'influence diathésique du malade. Parmi les diathèses la scrofule me paraît jouer le rôle le plus important, sinon pour créer la maladie de toutes pièces, au moins pour faciliter son apparition en rendant le terrain plus apte à recevoir et à développer les germes du mal. Presque tous les auteurs signalent également l'influence de la syphilis héréditaire sur la production de l'*ozène*, et cependant ils n'affirment pas que cette influence soit absolument démontrée (Martin).

Après les diathèses, je citerai, parmi les causes qui prédisposent particulièrement à cette maladie : l'hérédité (Zaufal, Frânkel, Bresgen, etc.). La forme du nez est, en effet, souvent la même chez les enfants et leurs parents directs (père ou mère), et il n'est point rare de rencontrer des familles entières atteintes de cette affection. J'irai même plus loin, en disant que lorsque dans une famille la mère et l'un des enfants sont atteints de rhinithe atrophique, il est assez commun de rencontrer, chez les autres enfants, au moins les germes de la maladie, cette dernière n'attendant qu'une occasion pour se développer plus complètement et se manifester par l'odeur caractéristique.

Je mentionnerai encore, parmi les causes prédisposantes, la préexistence d'un catarrhe chronique des fosses nasales, ou même d'une rhinite hypertrophique : ces deux dernières affections n'étant, à mon avis, en général que les premières étapes de la rhinite atrophique. Pour ce qui concerne l'âge des malades, tous les auteurs sont à peu près d'accord pour admettre que c'est surtout de dix à vingt ans, c'est-à-dire dans l'adolescence et vers l'âge de la puberté, que l'affection se rencontre le plus fréquemment ; cependant, on peut l'observer chez les adultes et les jeunes enfants[1].

[1] J'ai eu assez souvent l'occasion de rencontrer le coryza atrophique chez de tous jeunes enfants de trois à quatre ans, et en général chez de petites filles, dont je soignais les grandes sœurs, et chez lesquelles il existait une influence héréditaire bien nette.

Le sexe féminin paraît être plus particulièrement prédisposé à subir les atteintes du mal [1].

Il convient aussi de rappeler ici que Störck a constaté l'existence endémique d'une blennorrhée chronique du nez, du pharynx, du larynx et de la trachée chez les Galiciens, les Polonais et les Valaques. De même, dans la Basse-Arabie, cette maladie est extrêmement commune, elle est due à la pauvreté des malades qui sont sales, entassés les uns sur les autres et dans de mauvaises conditions hygiéniques.

Causes occasionnelles. — Les causes qui peuvent favoriser le développement du coryza atrophique sont: d'abord la persistance des causes qui occasionnent le coryza aigu et le coryza chronique simple, et surtout l'influence prolongée des vapeurs ou poussières irritantes; les déformations du squelette osseux ou cartilagineux du nez et, en particulier, les déviations de la cloison, qui empêchent l'écoulement au dehors des sécrétions nasales et deviennent ainsi le point de départ d'un coryza chronique; la petitesse relative des cornets et la grandeur démesurée des fosses nasales, facilitant le passage rapide de l'air inspiré, peuvent favoriser la dessiccation des sécrétions nasales et occasionner de l'ozène (Zaufal). Nous verrons à l'anatomie pathologique l'importance qu'il convient d'attacher à cette théorie.

[1] La prédominance marquée du sexe féminin pourrait encore s'expliquer par ce fait que les femmes et les jeunes filles sont en général plus soigneuses d'elles-mêmes et se préoccupent davantage de leur état.

Symptômes. — *A. Fonctionnels.* — Les symptômes subjectifs de la rhinite atrophique varieront avec la période et l'intensité de la maladie. Si l'affection est encore à la période hypertrophique d'un côté et à la période atrophique de l'autre, ce qui est loin d'être rare (Fränkel), les symptômes ne seront pas les mêmes pour les deux côtés du nez.

En effet, tandis que d'un côté, le malade éprouvera les diverses sensations dont nous avons déjà parlé en traitant cette forme spéciale d'inflammation de la muqueuse du nez, du côté opposé, il ressentira les symptômes qui caractérisent réellement l'affection dont je m'occupe ici. Faut-il ajouter que, si l'atrophie existe dans les deux fosses nasales, le malade offrira des deux côtés les divers symptômes de cette rhinopathie.

Ce qui frappe tout d'abord chez les malades atteints du coryza atrophique, que j'appellerai *type*, c'est leur aspect extérieur, l'apparence de leur visage et en particulier la forme de leur nez. Ils offrent, en effet, tous les signes extérieurs de la scrofule et ce que l'on est convenu d'appeler le facies strumeux (lèvres épaisses, joues bouffies, tuméfaction des ganglions sous-maxillaires, etc., etc.); les os propres du nez, au lieu de former une sorte d'arête comme à l'état normal, sont au contraire enfoncés au-dessous du frontal, et la saillie habituelle de la naissance du nez est remplacée par une dépression plus ou moins prononcée; de telle sorte que bien souvent l'orifice des narines, au lieu de regarder directement en bas, se dirige un peu plus avant, la pointe du nez étant parfois assez fortement relevée. En un mot, les malades ont ce que Zaufal appelle, avec juste raison, le nez en forme de selle (FIG. 21).

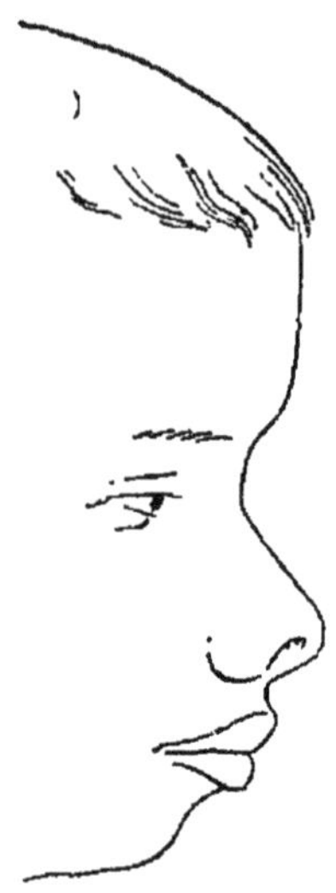

FIG. 21.

Enfin, il n'est pas rare de rencontrer, selon les personnes, une apparence délicate qui trouve sa raison d'être (Michel), dans l'affaiblissement que détermine leur secrétion abondante et l'infection de l'air qu'elles inspirent. Souvent aussi, les malades atteints d'ozène ont l'humeur triste, surtout lorsqu'ils comprennent que la mauvaise odeur qu'ils répandent, fait le vide autour d'eux.

Il est assez habituel de voir les malades se plaindre de céphalalgie frontale, ou tout au moins d'une pression douloureuse au-dessus des yeux; souvent aussi ils ressentent de la sécheresse dans la gorge et de la gêne lorsqu'ils avalent à vide.

L'odorat est généralement diminué, ou même tout à fait aboli. La sécrétion du nez est parfois assez abondante, puriforme, épaisse, mais, le plus souvent, les malades passent plusieurs jours sans se moucher, et lorsqu'ils font des efforts plus ou moins violents, ils arrivent à débarrasser leurs fosses nasales des sécrétions qui y sont accumulées. Ce sont de véritables croûtes d'aspect jaune verdâtre, plus ou moins épaisses, desséchées à leur surface et disposées sous la forme de lamelles superposées qu'ils expulsent de leurs cavités nasales. Faut-il ajouter que ces sécrétions répandent une odeur extrêmement fétide, âcre, absolument *sui generis*, que l'on reconnaît aisément lorsqu'on a eu l'occasion de la sentir une seule fois. C'est la même odeur que répandent les malades autour d'eux, rendant leur approche impossible, même pour leurs parents. C'est du reste le symptôme qui domine la situation et pour lequel ils viennent consulter le médecin.

B. Symptômes objectifs. — Ce qui frappe tout d'abord lorsqu'on pratique l'examen des fosses nasales antérieures avec le spéculum, c'est la largeur considérable de ces cavités. Leur agrandissement est tel que l'on voit bien, par la partie antérieure, une étendue notable de la paroi supérieure du pharynx (pharynx nasal) l'orifice des trompes d'Eustache, la partie supérieure du voile du palais ; et, lorsqu'on fait exécuter au malade un mouvement de déglutition, on peut suivre très nettement les contractions des muscles du pharynx et des péristaphylins. Généralement les méats inférieurs et moyens se confondent en une seule cavité, par suite de l'atrophie notable ou même de la disparition du cornet inférieur.

Toute la muqueuse du nez, sauf la partie antérieure, est tapissée de mucosités d'un vert jaunâtre sale, épaisses, qui forment particulièrement sur le cornet moyen de véritables bouchons, très adhérents à la paroi sur laquelle elles se sont moulées au début.

Lorsque ces masses ont été détachées soit à l'aide d'une injection, du porte-ouate ou de la pince, on peut juger de la minceur extrême du cornet inférieur qui est, dans quelques cas, réduit à une simple bandelette s'étendant le long de la paroi latérale et externe des fosses nasales.

Le cornet moyen, lui-même notablement atrophié, se trouve très rapproché de la cloison, et parfois, mais rarement cependant, l'on peut apercevoir le cornet supérieur.

Toute la muqueuse du nez présente un aspect inégal, légèrement mamelonné, comme ridé. Elle est ou d'un rouge assez vif, surtout au niveau du cornet moyen, ou, plus rarement, d'un blanc pâle, grisâtre et terne. Aussitôt après l'enlèvement des croûtes, la muqueuse sous-jacente apparaît toujours rouge ou plus ou moins congestionnée. Sur la cloison, tout en étant inégale et comme parcheminée, la muqueuse est plus rosée.

Ajoutons, fait important, que jamais l'on ne constate d'ulcérations. Enfin, dans les cas anciens, il n'est pas rare de retrouver sur le pharynx et même quelquefois jusque dans le larynx et la trachée, des amas de mucosités verdâtres analogues à ceux que l'on observe dans les fosses nasales. Dans tous les cas, la muqueuse pharyngienne, atteinte sans nul doute, par propagation, est mince, lisse, comme recouverte d'un enduit vernissé (pharyngite sèche, ou atrophique).

Anatomie pathologique. Pathogénie. — Depuis les recherches de Michel, Zaufal, Gottstein et Hartmann, il est absolument démontré et admis que l'affection qui nous occupe en ce moment, n'est point de nature ulcéreuse, comme on l'avait cru pendant longtemps, et, de plus, il est parfaitement démontré que l'odeur a son siège dans les amas de sécrétions accumulées dans les cavités du nez. En effet, une fois ces dernières enlevées, l'odeur que répandait le malade disparaît aussitôt pour apparaître de nouveau lorsque les bouchons de mucus putréfiés viendront encore recouvrir la muqueuse. Si ces deux premiers points sont admis sans conteste par tous les rhinologistes, la cause intrinsèque de cette fétidité est, au contraire, l'objet de nombreuses théories dont je me bornerai à résumer les principales.

D'après Zaufal, l'ozène est la conséquence d'une trop grande largeur des fosses nasales, résultant elle-même d'une petitesse exagérée et congénitale du cornet inférieur et même un peu du cornet moyen. Au moment de la puberté, cette disproportion, s'accentuant davantage, fait apparaître le symptôme ozène. La force du courant d'air expiré se trouve alors notablement amoindrie, il en résulte une insuffisance dans le balayage des mucosités pendant l'expiration et l'accumulation de ces dernières dans les cavités du nez; puis leur décomposition, par suite de leur arrêt dans un endroit chaud et constamment humide. Cette interprétation adoptée par Hartmann a été un peu modifiée par Michel (de Cologne), qui, tout en admettant la théorie de Zaufal, pense que cette dernière ne suffit pas pour expliquer l'hypersécrétion de la muqueuse; aussi croit-il nécessaire de faire provenir les sécrétions des sinus sphénoïdaux et ethmoïdaux. Toutefois, il convient d'ajouter que, chez les individus à cornets inférieurs rudimentaires, l'ethmoïde est fort peu développé (Zuckerkandl), fait qui vient évidemment infirmer l'opinion du Dr Michel. Gottstein, au contraire, suppose, avec raison selon moi, que la muqueuse est le point de départ de la maladie et qu'il existe un catarrhe atrophique de la muqueuse et du tissu érectile, déterminant à la longue l'atrophie du cornet lui-même. Cette théorie a du moins l'avantage d'expliquer cette hypersécrétion et surtout ce trouble profond apporté à la sécrétion du nez, non seulement quand elle a séjourné pendant quelques jours dans les fosses nasales, mais dès qu'elle s'écoule des glandes enflammées qui la sécrètent.

Que l'élargissement de la cavité du nez facilite la rétention des sécrétions et partant leur décomposition, le fait est bien certain; mais que ce soit elle qui constitue le point de départ de la maladie, le fait me paraît peu probable. Une semblable disposition des fosses nasales peut être une circonstance prédisposante, mais je reste persuadé qu'il faut un autre facteur, au moins aussi essentiel que l'atrophie ou l'absence de cornet inférieur, qu'il faut une inflammation spéciale des glandes de la muqueuse [1]. Que cette inflammation soit le résultat de la présence d'un coccus particulier (Löwenberg), que les sécrétions exhalées de la muqueuse contiennent un ferment spécial (Ziem), un microbe (Bresgen) ou des acides gras qui favorisent sa décomposition (Krause); le fait est possible, mais il n'en est pas moins vrai que, pour créer cette rhinorrhée, il faut un processus inflammatoire quelconque.

Diagnostic. — Après l'exposé des symptômes qui caractérisent cette singulière maladie, il est évident que le diagnostic sera assez facile. Il suffit que les enfants, ou même les adultes, répandent autour d'eux cette odeur infecte, repoussante, désignée dans le public sous le nom de punaisie, facile à reconnaître et à distinguer des fétidités produites par d'autres lésions du nez, pour que déjà l'on ait sous la main un premier élément, le diagnostic que viendra confirmer l'examen direct du malade avec le spéculum et le miroir.

La présence d'ulcérations et de tuméfaction ou de bourgeonnement de la muqueuse seront des lésions suffisantes pour faire éliminer l'idée de l'ozène vrai (Martin), de la rhinite atrophique, malgré l'odeur plus

[1] De plus, après l'ablation de polypes du nez, par exemple, alors que les cavités sont très larges, on observe parfois une odeur fade, un peu fétide même; mais jamais on ne trouve pendant longtemps cette exhalaison insupportable du punais, ni cet amas de sécrétion verdâtre qui est un des symptômes caractéristiques de la rhinite atrophique.

ou moins nauséabonde que pourraient exhaler les personnes atteintes de ces diverses maladies.

Pronostic.— Le pronostic a été considéré et est encore regardé par bon nombre d'auteurs comme absolument défavorable; non que la maladie puisse avoir des conséquences graves pour la vie du malade, mais parce qu'ils considèrent l'affection comme incurable. La plupart d'entre eux, cependant, essayent d'atténuer un peu une manière de voir si décourageante pour le malade, en faisant observer que, si l'on ne peut jamais espérer une guérison complète, parce que les conditions anatomiques de la cavité du nez ne sauraient se modifier, on arrive du moins à masquer et même à faire disparaître, à l'aide d'un traitement approprié, l'infirmité si pénible qui en est la conséquence.

Pour ma part, quoique en désaccord complet sur le point avec tant d'auteurs des plus compétents, je ne saurai admettre une opinion aussi radicale et aussi défavorable, pour tous les cas sans exception. Je reste convaincu avec bon nombre de faits soigneusement observés à l'appui de ma thèse, que la rhinite atrophique est très souvent guérissable, si le médecin et le malade sont tous les deux assez persévérants, l'un pour prescrire et l'autre pour suivre fidèlement le traitement.

Qu'il s'agisse d'un coccus ou d'un ferment spécial (Löwenberg, Ziem, Bresgen), d'une altération spéciale des sécrétions (Krause), d'une lésion des sinus sphénoïdaux et ethmoïdaux (Michel), ou d'un élargissement anormal de la cavité du nez (Zaufal, Hartmann, Gottstein, Martin, Calmettes, etc.), il n'en reste pas moins admis par tous que l'ozène est un symptôme qui se manifeste généralement dans la puberté, époque où il acquiert sa plus grande intensité, qu'il se maintient quelquefois à l'âge adulte pour décroître et même disparaître complètement à un âge plus avancé. Cette particularité, déjà signalée par Trousseau, a été implicitement consignée par tous les auteurs, lorsqu'ils font observer que l'ozène est surtout fréquent dans la première enfance ou au moment de la puberté, tandis qu'il est peu commun chez l'adulte et très rare chez le vieillard. Or, si la fétidité de l'air expiré est, comme on l'a répété bien souvent, le simple résultat de l'élargissement de la cavité du nez, et si, d'un autre côté, ces conditions anatomiques ne se modifient pas avec l'âge, je crois alors difficile d'expliquer la disparition de l'ozène à une certaine période de la vie.

Dans tous les cas, je trouve assez naturel d'admettre que si ce symptôme disparaît de lui-même, sans traitement, *à fortiori* doit-on espérer le voir céder à un traitement approprié, régulier et sévèrement conduit pendant plusieurs années, s'il est nécessaire. Ce n'est pas le symptôme punaisie qui disparaît, mais avec lui la cause encore obscure qui produit la sécrétion et l'atrophie progressive de la muqueuse.

Ce n'est point le lieu de citer des observations, mais je puis affirmer avoir guéri des malades (de douze à seize ans) atteints de coryza atrophique, qui ayant aujourd'hui *cessé complètement toute espèce de* traitement n'ont jamais vu reparaître leur affection[1].

Complications. — J'ai déjà parlé de la pharyngite qui accompagne très souvent la rhinite atrophique, aussi me restera-t-il simplement à signaler les affections du canal lacrymal et le catarrhe de la trompe qui, il faut bien le dire, n'est pas aussi fréquent qu'il pourrait sembler tout d'abord. Avec M. Löwenberg, je ferai remarquer que cette immunité relative de l'oreille moyenne dans cette affection est d'autant plus intéressante à constater que, par suite de l'atrophie du cornet inférieur en particulier, l'orifice de la trompe se trouve plus directement exposé à l'air inspiré et qu'il est souvent baigné par les sécrétions qui s'accumulent dans les fosses nasales.

Traitement. — Le premier point consiste à faire disparaître la mauvaise odeur, et tous les efforts doivent tendre à débarrasser les fosses nasales des mucosités qui y sont accumulées et qui occasionnent la fétidité de l'air expiré.

Dans ce but, on pourra employer soit la douche nasale (irrigation), soit le bain ou bien l'injection avec la seringue ou la poire en caoutchouc. Malgré

[1] Bien plus. et j'avoue que je n'oserai soutenir encore cette thèse, les cavités du nez très larges et spacieuses au début, m'ont semblé reprendre peu à peu leur volume normal par une sorte de régénération des parties atrophiées. — Je le répète, je n'avance le fait que sous la réserve la plus expresse, ayant l'intention de revenir un peu plus tard sur ce sujet si digne d'intérêt, lorsqu'une observation plus longue m'aura permis de confirmer ce fait ou, au contraire, de reconnaître l'erreur d'une assertion encore un peu hasardée peut-être.

toutes les objections et les soi-disant inconvénients qu'elle présente, je préfère pour ma part de beaucoup la douche de Weber faite avec l'irrigateur, le siphon ou l'injecteur. Faut-il ajouter que de la manière d'employer ce procédé dépend souvent le succès de l'opération, et qu'il est de toute nécessité d'apprendre à la personne chargée de soigner le malade le mécanisme ou plutôt la façon dont on doit procéder pour pratiquer cette injection.

Toutefois, si malgré toutes les précautions, l'irrigation offrait quelques inconvénients sérieux, l'on se bornerait alors à prescrire au malade un bain nasal. Ce procédé, également recommandé par Löwenberg, consiste simplement à renverser fortement la tête du malade en arrière jusqu'à ce que les deux narines forment le point le plus élevé de la cavité naso-pharyngienne. Si l'on verse alors dans l'une des narines une solution médicamenteuse jusqu'au moment où elle vient sortir du côté opposé, on est certain que les fosses nasales sont complètement remplies de liquide. On facilitera cette petite opération en priant le malade de respirer par la bouche ou de prononcer la voyelle *â* pour maintenir le voile du palais relevé.

Enfin, d'autrefois, on se bornera à des simple aspirations, qui, il faut bien le dire, sont rarement suffisantes, et auxquelles nous préférerions le gargarisme rétro-nasal recommandé par le Dr Guinier [1].

[1] Les tampons d'ouate introduits dans les fosses nasales (Gottstein) dans le but de rétrécir ces cavités et d'éviter la dessiccation et la putréfaction des sécrétions sont, en somme, un moyen peu pratique et qu'il est difficile de faire accepter facilement aux malades.

Presque tous les auteurs sont unanimes pour recommander l'emploi des antiseptiques, qui sont en effet le meilleur moyen pour faire disparaître l'odeur de la rhinite atrophique et aussi pour empêcher la putréfaction et la formation des sécrétions.

Voici la manière dont je procède habituellement et que je crois devoir recommander dans l'affection qui nous occupe.

Je prescris d'abord au malade une première irrigation faite avec un litre d'eau tiède sulfureuse ou additionnée de chlorate de potasse, de bicarbonate de soude, de borax ou de sel marin (une cuillerée à café par demi-litre d'eau tiède). Lorsque cette première injection a détergé au moins en partie les fosses nasales, je la fais suivre d'une deuxième, faite avec un demi-litre d'eau tiède additionnée d'une cuillerée à bouche d'une solution antiseptique quelconque, formulée comme suit :

Acide phénique.	20 gr.
Glycérine pure	100 »
Alcool à 90°	50 »
Eau.	350 »

Une cuillerée à bouche par demi-litre d'eau tiède.

L'acide phénique est, suivant les cas, remplacé par du chloral, de la résorcine, de l'acide salicylique du salicylate de soude, etc. [1].

D'autres auteurs recommandent les solutions de

[1] J'omets à dessein le permanganate de potasse qui, sans offrir plus d'avantages que ces divers liquides, a l'inconvénient de tacher le linge d'une manière définitive.

sublimé qui ont l'inconvénient d'être toxiques à petites doses et pourraient quelquefois déterminer des accidents.

Je dois dire qu'au début et toutes les fois que l'odeur tend à reparaître, j'ai l'habitude de reprendre la

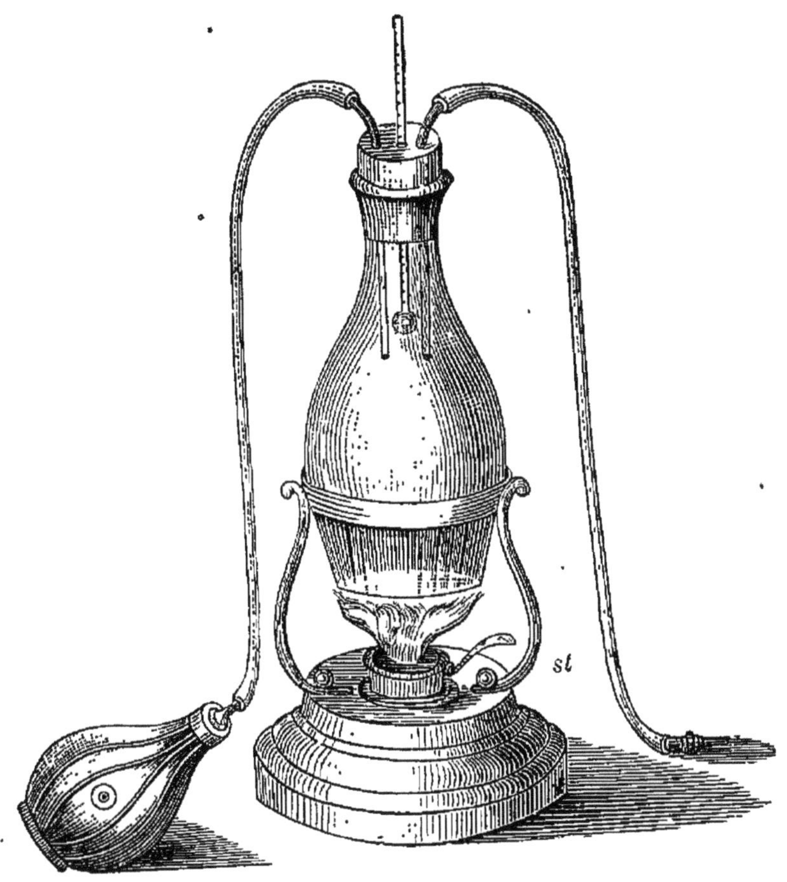

FIG. 22. — Pulvérisateur pour envoyer des vapeurs chaudes dans les fosses nasales.

solution phéniquée. Généralement, je change le liquide tous les mois environ, de manière à éviter l'accoutumance du malade aux remèdes qu'il emploie

Après la douche nasale, le malade termine son traitement soit par une pulvérisation, soit par des insufflations de poudre impalpable.

Je préfère le premier moyen qui a l'avantage de se difuser beaucoup mieux, d'atteindre peut-être plus facilement toutes les parties anfractueuses de la cavité nasale et d'être d'un usage facile pour le malade. Comme pulvérisation, je me suis bien trouvé de l'emploi de solutions légèrement astringentes (tannin, alun), rendues antiseptiques par l'addition de vinaigre antiseptiques, de résorcine, d'acide phénique ou de chloral.

Si l'on fait usage d'insufflations pulvérulentes, je recommanderai également l'acide borique que l'on pourra additionner d'un peu de résorcine très finement porphyrisée (1 gr. pour 50 gr. d'acide borique).

Si l'on choisit les pulvérisations, il faudra les faire de très courte durée et tâcher simplement de diriger le jet d'eau pulvérisée dans chaque narine et un peu dans tous les sens.

Tout cet ensemble de traitement sera fait *régulièrement* et scrupuleusement par le malade *matin et soir*, et même, dans quelques cas très rebelles, trois fois par jour; cela non pendant quelques mois, mais pendant des années entières, suivant l'intensité de la maladie. S'il s'agit d'un enfant et surtout d'une jeune fille, il sera nécessaire chez cette dernière, de continuer le traitement jusqu'au moment de l'apparition des règles et au moins pendant un an ou deux après cette époque. Car il n'est point rare de voir survenir à ce moment une recrudescence marquée dans les sécrétions de la muqueuse et, par conséquent, une augmentation de l'odeur fétide qui révèle la nature du mal.

Il est parfaitement établi, du reste, que chez les jeunes filles réglées, l'époque des menstrues (avant ou pendant) est la période pendant laquelle l'odeur est le plus tenace et le plus prononcée.

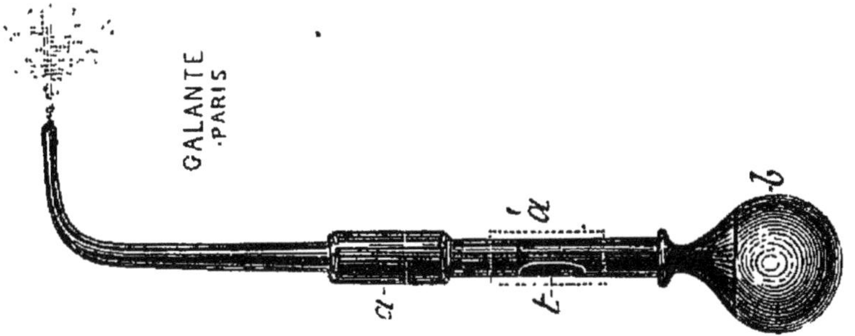

Fig. 23. — Insufflateur de poudre.

a, Curseur venant fermer le réservoir *a*, destiné à contenir la poudre ; — *b*, poire en caoutchouc destinée à pousser la poudre dans la cavité où l'on désire l'introduire.

Quant au traitement local actif, fait par le médecin traitant, il pourra consister soit en quelques attouchements de la muqueuse avec des solutions de nitrate d'argent au 1/15e, ou même le galvano-cautère suivant les cas et le degré du mal.

Faut-il ajouter qu'une médication générale tonique au premier chef, que l'huile de foie de morue, l'iodure de potassium à petites doses, trouveront ici une indication toute naturelle.

Enfin, si le malade peut le faire, une saison aux Pyrénées et surtout aux bains de mer, exercera une influence salutaire sur la marche de la maladie. Dans ces derniers cas, je recommande au malade de faire ses irrigations exclusivement avec de l'eau de mer employée au 1/4, à 1/2, puis à 2/3 ensuite. Un litre et demi à deux litres suffisent pour chaque lavage qui sera toujours suivi d'une pulvérisation. Généralement les personnes atteintes de cette cruelle infirmité reviennent des bains de mer très notablement améliorées, et je considère, pour ma part, ce moyen comme un puissant adjuvant du traitement.

CORYZA PROFESSIONNEL

(RHINITE TRAUMATIQUE)

DÉFINITION.— *On désigne sous ce nom une inflammation spéciale de la muqueuse pituitaire due à la pénétration dans les fosses nasales de vapeurs ou poussières délétères ou caustiques.*

ETIOLOGIE. — Ainsi que l'indique la définition précédente, c'est dans certaines professions que l'on rencontre les altérations particulières de la charpente du nez qui caractérisent cette maladie.

C'est particulièrement chez les ouvriers travaillant dans les ateliers ou se fabrique le bichromate de potasse (Chevallier et Bécourt, Clouet, Delpech), ou chez ceux qui sont exposés aux poussières de chromate jaune (Hilairet et Delpech) que l'on observe le plus fréquemment cette affection.

Toutefois, on rencontre aussi la maladie chez les ouvriers qui inhalent des poussières arsenicales

(Rollet, cité par Layet) et particulièrement chez ceux qui manipulent le vert de Schweinfurth. Les chaufourniers, exposés à l'action de la chaux, les décapeurs de zinc, respirant des vapeurs de chlorure de zinc s'échappant des plaques sur lesquelles on a projeté le sel ammoniac, les soudeurs de boîtes de conserves (Stump et Forwoord), aspirant des vapeurs chlorhydriques, et, en un mot, tous les ouvriers qui manipulent des substances dont les vapeurs ou les poussières qui se dégagent sont caustiques (phosphore, mercure, etc.) sont susceptibles d'être atteints de ce coryza spécial.

Toutefois, MM. Clouet et Delpech auraient observé que ceux-là seuls étaient presque à l'abri du mal, qui avant d'entrer dans l'atelier, avaient l'habitude de priser du tabac.

Symptômes. — A. *Généraux.* — Les symptômes généraux sont en rapport avec la profession de l'ouvrier et par conséquent ils peuvent être extrêmement variables suivant la nature des produits manipulés. Aussi, croyons-nous inutile de nous en occuper ici, vu le cadre restreint dans lequel nous nous sommes placé. C'est aussi pour ce motif que nous passerons sous silence les autres accidents (ulcération des mains, des pieds, de la gorge, bronchites, pneumonies, etc., etc.) qui n'entrent pas dans notre sujet.

B. *Symptômes locaux.* — Au début de la maladie, les symptômes sont à peu près ceux du coryza aigu, avec cette différence qu'au lieu d'être passagers comme dans cette dernière affection, ils persistent pendant un temps variable, suivant la rapidité avec laquelle évolue le processus inflammatoire. Ce sont, en effet, dans la première période, des sensations de picotements dans les fosses nasales, des chatouillements désagréables qui occasionnent un besoin impérieux d'éternuer. Dès ce moment, il se fait par les narines un écoulement abondant, séreux, d'abord, qui peu à peu s'épaissit et devient jaunâtre, puis un peu verdâtre.

A ces premiers symptômes viennent s'ajouter un enchifrènement presque continuel, et une céphalalgie plus ou moins intense, revêtant parfois la forme lancinante.

Puis la sécrétion devient croûteuse, assez dure, étant expulsée avec une certaine difficulté, et même, au moment où cette croûte se détache, il n'est point rare de voir s'écouler un peu de sang par l'une des narines.

Un peu plus tard, le malade mouche des matières putrides contenant quelquefois des lambeaux de tissus sphacélés et des parcelles de cartilages ou d'os nécrosés. Toutefois, même à cette période, on n'a point noté de punaisie bien appréciable, et même beaucoup d'ouvriers ont été trouvés atteints de perforation de la cloison dont ils ignoraient l'existence.

L'odorat est très rarement altéré (Clouet, Delpech, Hillairet) et les ouvriers présentent une sorte d'immunité contre le coryza aigu. Enfin, à cette période de la maladie, la respiration nasale est en général facile.

Examen. — Si l'on pratique l'examen des fosses nasales antérieures : au début, on observe une simple rougeur de la muqueuse pituitaire accompagnée d'un gonflement inflammatoire plus ou moins prononcé.

Un peu plus tard, ce sont des ulcérations occupant la partie inférieure du cornet inférieur et surtout la cloison des fosses nasales à environ un centimètre et demi ou deux centimètres au plus au-dessus du plancher du nez. D'abord très petite et recouverte d'une couche brunâtre, cette ulcération s'agrandit, gagne en profondeur et ne tarde pas à amener la nécrose du cartilage sous-jacent et bientôt la perforation de la cloison ; Cette dernière continue généralement à s'étendre et à son tour elle devient ovalaire de bas en haut et d'avant en arrière, gagnant quelquefois jusqu'à l'union du cartilage avec le vomer et la lame perpendiculaire de l'éthmoïde. La portion antéro-inférieure de la cloison est toujours respectée. Ce fait est important du reste, puisque la persistance de cette partie de la charpente nasale obvie à la déformation et à l'affaissement du nez (Delpech, Hillairet) qui ne manquerait pas de se produire si elle était atteinte de nécrose.

En résumé, ainsi que nous venons de le faire ressortir, toute la lésion porte sur la cloison des fosses nasales, qui, la première, subit les atteintes du mal.

Quant à expliquer le siège de prédilection de la maladie, nous sommes assez porté à admettre d'abord que c'est bien à une irritation locale, résultant du dépôt sur la pituitaire de substances irritantes ou caustiques, qu'est due la lésion de cette partie du nez.

Pour expliquer ensuite le siège presque exclusif de l'altération sur la cloison, avec le Dr Casabianca, nous penserons qu'il faut d'abord tenir compte de la direction de l'ouverture des narines, grâce à laquelle la double colonne d'air qui pénètre dans les fosses nasales pendant l'inspiration, vient d'abord frapper la cloison médiane, sur les deux faces de laquelle elle va en quelque sorte se réfléchir. La cloison étant la première partie des fosses nasales que l'air rencontre, c'est sur elle que se déposent les particules irritantes dont il est chargé et l'on comprend que ce soit à ce niveau que se fait de préférence l'ulcération. De plus, la cloison du nez étant moins riche en glandes que celle qui tapisse le reste de la muqueuse pituitaire, se trouve lubréfiée d'une manière plus incomplète et partant, plus accessible à favoriser l'accumulation des poussières qui s'y déposent.

L'immunité dont jouissent les priseurs de tabac peut être expliquée soit par la suractivité de la sécrétion nasale et par le besoin fréquent de se moucher, qui ne permet pas aux matières nuisibles de rester assez longtemps en contact avec la muqueuse ; soit par une sorte d'épaississement de la pituitaire qui la rend moins sensible aux causes d'irritation venant de l'extérieur.

Marche, durée, terminaison. — La marche de la maladie est absolument insidieuse et dépend, du reste, de la nature de l'agent délétère. Suivant le degré de concentration de ce dernier et sa composition, les lésions apparaîtront plus ou moins vite et marcheront avec une rapidité variable. De même, la marche de l'affection sera différente suivant que les règles hygiéniques seront plus ou moins bien observées par les ouvriers exposés à ces sortes d'irritations. Toutefois, il faut bien dire que les lésions s'étendent rarement au delà de la perforation de la cloison et quelquefois seulement au cornet inférieur lui-même.

Diagnostic. — On établira surtout le diagnostic à l'aide des commémoratifs. La marche de la maladie, la profession du malade, l'examen de l'organe seront autant d'éléments qui ne permettront pas une longue hésitation.

Pronostic.— Il dépend surtout du degré d'infection auquel est arrivé le malade. Localement, le seul inconvénient sérieux qui puisse résulter de l'affection du nez, est la présence d'un ozène plus ou moins marqué, qu'il sera généralement facile de faire disparaître avec un traitement approprié. Si la cloison est perforée, il est évident qu'il ne faudra pas songer à réparer le dégât, mais on doit savoir aussi que les malades ne ressentent aucune gêne de cette lésion dont ils n'ont, la plupart du temps, pas conscience, alors que la période inflammatoire est terminée.

Traitement. — Il sera d'abord prophylactique et consistera en soins hygiéniques quotidiens dans le but d'éviter l'action des vapeurs ou poussières délétères que respire l'ouvrier. Quelques lavages des fosses nasales avec de l'eau alcalinisée (bicarbonate de soude, borax) ou salée tiède, et au besoin de petits tampons de ouate placés à l'entrée des narines seront des moyens suffisants pour prévenir l'éclosion du mal. Ce dernier moyen devra surtout être employé par les ouvriers qui manipulent des substances très délétères (chromates, phosphore, etc.). Puisqu'il est admis que les priseurs sont à l'abri de cette affection, on pourrait recommander aux malades de priser de temps à autre dans la journée, non du tabac qui a le tort d'être trop irritant, mais des poudres d'alun ou tannin additionnées de talc ou de bismuth. C'est ainsi que l'on pourrait employer la formule suivante qui facilite la sécrétion nasale et rend la muqueuse un peu moins sensible aux influences extérieures :

Poudre avec :

Alun ou tannin pulvérisé. .	0,10 à 0,20 centigr.
Talc pulvérisé. . . . Bismuth pulvérisé . .	5 gram.
Benjoin en poudre . . .	0,25 centigr.

Pour faire priser deux ou trois fois par jour.

Si la maladie est déjà déclarée et que, par conséquent, le traitement prophylactique ne puisse plus être mis en usage, c'est alors à une médication locale détersive et antiseptique au besoin qu'il faudra avoir recours.

Suivant le degré du mal, on emploiera des solutions de chlorate de potasse ou celles dont nous avons déjà donné les formules à propos du traitement du coryza atrophique. (Voir p. 107.)

Lorsque l'état aigu inflammatoire aura disparu, il faudra recommander au malade de continuer ses lavages quotidiens, ou bi-quotidiens suivant les cas, avec l'une des solutions alcalines citées un peu plus haut.

Il va sans dire que l'on adjoindra au traitement local une médication générale en rapport avec l'état du sujet. Les toniques de toutes sortes, quelques purgatifs salins et les bains d'eau simple ou minéralisée (sulfureux) seront l'accompagnement presque indispensable de la thérapeutique locale.

ABCÈS DES FOSSES NASALES

Etiologie. — Les abcès des fosses nasales, et particulièrement de la cloison du nez, reconnaissent pour cause tantôt un traumatisme des parties molles, déterminant la formation de pus sous la muqueuse, tantôt l'extension d'une inflammation de voisinage ou la présence d'un furoncle. D'autres fois, mais plus rarement, l'abcès est le résultat de l'irritation que détermine le coryza chronique et particulièrement le coryza purulent. Enfin, il ne faut pas oublier que les abcès des fosses nasales peuvent être symptomatiques, c'est-à-dire sous la dépendance d'affections générales, telles que la variole confluente et maligne, la rougeole, la fièvre typhoïde, la morve, l'érysipèle phlegmoneux, etc., etc.

Symptômes. — I. *Abcès chauds*. Ils varient d'intensité suivant la cause qui a déterminé l'apparition de l'abcès et suivant le volume de ce dernier. C'est ainsi qu'il existe au début un mouvement fébril généralement léger, mais quelquefois très accusé, surtout chez les personnes nerveuses. En même temps, le malade se plaint de céphalalgie, parfois de larmoiement suivant le siège de la phlegmasie, puis enfin de douleurs assez vives, lancinantes, exagérées par la pression ou l'action de se moucher. Le malade ose à peine toucher son nez tellement cet organe est douloureux et sensible au moindre contact.

Parfois même, il existe un peu d'œdème de la face et des paupières si l'inflammation est très intense.

Les troubles fonctionnels sont ceux de l'obstruction nasale; la respiration par le nez étant gênée, le malade est obligé de dormir la bouche ouverte; la voix elle-même est altérée, l'odorat et le goût plus ou moins compromis. Au début, alors que l'enchifrènement domine la scène, la sécrétion est à peu près nulle; mais lorsque l'abcès est ouvert elle devient purulente et même sanieuse.

Si l'on explore la partie antérieure des fosses nasales, l'on aperçoit au-dessus de l'orifice des, ou de l'une des narines, une saillie plus ou moins considérable, occupant généralement l'une ou même les deux faces de la cloison. Au-dessus de cette tumeur, la muqueuse apparaît d'un rouge vif, lisse, sèche et tendue. Le doigt ou le stylet permettent de délimiter cette saillie parfois assez volumineuse pour obstruer complètement l'une des fosses nasales, et l'on peut, même dans quelques cas, par ce moyen, percevoir une fluctuation manifeste. Il suffit pour cela de déprimer brusquement la tumeur sur la cloison pour éprouver cette sensation spéciale due à la présence de liquide sous la muqueuse. Parfois, la cloison se perfore et, dans ce cas, la pression fait refluer le liquide dans la narine opposée, déterminant alors une augmentation de volume de la saillie située de ce côté. De même si l'abcès est le résultat d'un traumatisme et qu'il existe une plaie du dos du nez, le pus ainsi comprimé peut refluer par l'orifice de la plaie et venir sourdre à l'extérieur.

Si l'abcès est ouvert, le stylet introduit dans la poche pénétrera facilement dans la narine opposée, car la perforation de la cloison est en quelque sorte la règle dans les cas de ce genre.

II. *Abcès froids*. Ils sont beaucoup plus lents dans leur développement et ne s'accompagnent ni de déformation du nez, ni de rougeur. Ils surviennent insidieusement et graduellement. Comme le dit, avec juste raison, M. Duplay, les malades ne se préoccupent guère de leur affection qu'à cause de la gène nasale qu'ils éprouvent.

A l'examen rhinoscopique, on aperçoit une tuméfaction assez indolente, d'aspect rosé, demi transparente, obstruant d'une manière plus ou moins complète l'une ou les deux fosses nasales. De petits vaisseaux capillaires, variqueux, sillonnent parfois la surface de la tumeur dont il est assez aisé de percevoir la fluctuation. En repoussant le liquide, il est également facile de reconnaître la perforation de la cloison du nez.

Marche, durée, terminaison. — Dans le premier cas, la marche de la maladie est assez rapide et, en l'espace de quelques jours, l'abcès arrive à maturité pour s'ouvrir de lui-même dans l'une des fosses nasales, si la main du chirurgien n'a pas déjà hâté ce mode de terminaison naturelle de toute collection purulente. La durée de la maladie est absolument variable, mais il faut toujours compter sur plusieurs mois, avant de voir les sécrétions redevenir normales et les bords de la perforation de la cloison se cicatriser d'une manière complète.

Faut-il ajouter que, s'il s'agit d'abcès froid, la marche insidieuse de la maladie ne permettra pas de lui assigner une durée bien exacte, cette dernière devant en quelque sorte varier avec chaque malade et le terrain sur lequel évolue l'affection.

Diagnostic. — S'il s'agit d'abcès chaud, la préexistence d'un traumatisme du nez, l'appareil symptomatique qui accompagne la formation du pus sont autant d'éléments qui ne permettront pas une longue hésitation, surtout après l'examen de la partie malade.

Dans les cas d'abcès froids, au contraire, le diagnostic pourra, au début, sembler un peu plus compliqué. Mais le siège de la tumeur au niveau de la cloison, sa rénitence, ou même sa fluctuation nettes ne permettront guère de songer à un néoplasme implanté à ce niveau ; surtout si la fluctuation, permettant de faire passer le liquide d'une narine à l'autre, révèle la perforation de la cloison. Enfin, dans les cas douteux, la perforation ou l'incision viendraient bientôt enlever toute hésitation et montrer la nature de la saillie observée.

Nous ne mentionnerons que pour mémoire les déviations de la cloison du nez qui se distinguent aisément des altérations qui nous occupent en ce moment.

Complications. — Les complications graves des abcès des fosses nasales sont heureusement assez rares. C'est ainsi que la méningite ou la phlébite par extension de l'inflammation sont en somme très rarement observées.

Au contraire, l'on rencontre plus souvent, surtout à la suite de traumatismes, des exfoliations des os du nez, des caries ou nécroses de la charpente qui soutient cet organe. De même certains abcès symptomatiques d'états généraux graves, peuvent se compliquer de délabrements plus ou moins considérables de l'organe de l'odorat. Enfin, il convient encore de citer, parmi les complications de cette phlegmasie, les érysipèles de la face qui trouvent souvent leur point de départ dans les ulcérations des fosses nasales.

Pronostic. — En général, bénin, il peut cependant être grave, soit à cause de la déformation du nez qui est la conséquence de l'affection, soit, plus rarement, à cause des accidents qui viennent compliquer la situation.

Traitement. — Si l'on est appelé au début de la maladie, on pourra essayer des moyens antiphlogistiques pour empêcher la formation de l'abcès et, dans ce but, les fumigations avec des plantes aromatiques, de la racine de guimauve additionnée de têtes de pavot, procureront un soulagement momentané au malade. Au contraire, dès que l'on sera certain qu'il existe une collection purulente, qu'il s'agisse du reste d'un abcès chaud ou froid, le plus sage sera de l'évacuer au plus vite par l'incision des tissus. Si le pus a des tendances à se reformer, l'on fera au besoin une contre-ponction du côté opposé à la première, pour faciliter sa sortie de la plaie. Un petit seton formé soit de fil de soie ou d'argent facilitera parfois l'évacuation du liquide purulent. L'on fera ensuite, plusieurs fois par jour, des lavages antiseptiques avec l'une des solutions dont j'ai déjà parlé à propos du coryza atrophique (voir p. 107), c'est-à-dire avec des solutions à l'acide phénique, la résorcine, l'acide thymique, etc., etc.

Faut-il ajouter que l'on donnera également au malade un traitement en rapport avec son état général, et que s'il existe quelque vice diathésique, il sera traité par les moyens appropriés à chaque cas particulier.

SYPHILIS DU NEZ ET DES FOSSES NASALES

Définition. — *On désigne sous ce nom les manifestations diverses de la diathèse syphilitique sur le nez ou dans les fosses nasales.*

Etiologie. — Les manifestations primaires de la syphilis sont évidemment des lésions très rares dans les fosses nasales et l'on n'en connait encore que bien peu d'exemples (Edward, Nettleship, Spencer Watson), dus à la contagion directe soit avec les doigts porteurs du virus syphilitique, soit plus directement encore à la suite de pratiques obscènes. L'on comprend, du reste très bien, que, dans ces cas, la moindre érosion située à l'entrée de l'une des fosses nasales, serve de porte d'entrée à l'affection syphilitique. De même, le cathétérisme des trompes d'Eustache fait avec des instruments contaminés et malpropres, peut devenir le point de départ d'accidents spécifiques. L'on connaît malheureusement beaucoup trop d'exemples de cette nature pour que nous omettions cette cause d'inoculation directe de la maladie.

Les accidents secondaires sont rares dans les fosses nasales antérieures, ils sont, au contraire, un peu plus fréquents dans les arrière-fosses nasales au niveau des trompes, ou sur la face postérieure du voile du palais.

Enfin les accidents de la période tertiaire, au contraire, semblent être de beaucoup les plus fréquents, ou, dans tous les cas, ceux que l'on a le mieux étudiés et le plus souvent eu l'occasion d'observer.

La diathèse strumeuse, le mauvais état général des malades, les coryzas fréquents, le manque de soins, la négligence, sont autant de causes qui prédisposent à l'apparition des accidents syphilitiques dans le nez comme dans bien d'autres organes. Les Arabes, qui très probablement, remplissent le mieux toutes les conditions défavorables que nous venons de signaler, paraissent être plus exposés aux atteintes du mal.

Symptômes.— Ils varient suivant la période de la maladie et la gravité des désordres qu'elle a produits.

A. *Accident primitif.* — Le chancre occupe généralement l'orifice de l'une des narines qu'il obstrue presque complètement, et offre à ce niveau à peu près les mêmes caractères que l'on rencontre dans les autres parties du corps. L'adénopathie sous-maxillaire et surtout l'apparition des accidents secondaires de la syphilis, seront surtout les éléments sérieux sur lesquels on pourra étayer le diagnostic.

B. *Accidents secondaires.* — Situés à l'entrée des narines ou au niveau des arrière-fosses nasales, ils offrent l'aspect de petites ulcérations superficielles plus ou moins étendues, opalines, entourées d'un liseré inflammatoire carminé. Au début, ce sont les mêmes plaques muqueuses que l'on rencontre sur le voile du palais, la face interne des joues ou sur les lèvres, avec leur même saillie légère au-dessus de la muqueuse environnante, leur surface légèrement gaufrée.

Ces accidents occupent généralement l'entrée des narines, la partie antérieure de la cloison ou du cornet inférieur en avant, tandis qu'en arrière ils se localisent de préférence sur la face postérieure de la luette et du voile du palais, ou au niveau de l'orifice des trompes d'Eustache. Ainsi qu'il est facile de le constater avec le miroir rhinoscopique, suivant le siège de ces lésions, les symptômes fonctionnels éprouvés par le malade peuvent être très variables. En effet, si les fosses nasales antérieures seules sont atteintes, l'enchifrènement, quelques sensations de brûlure, même un peu de douleur, les sécrétions muco-purulentes ou même striées de sang, seront les phénomènes dont se plaindra le malade. Tandis que, si les accidents occupent les arrière-narines, ce sont les troubles de la déglutition, une sensation de lourdeur, du nasonnement de la voix et surtout les symptômes auriculaires (bourdonnements, autophonie, surdité, etc.) qui appelleront l'attention du malade et lui feront consulter le médecin.

C. *Accidents tertiaires.* — Les manifestations tertiaires de la syphilis peuvent survenir, soit à l'extérieur du nez, atteignant d'abord la peau, soit du côté des os et des cartilages, ou simplement sur la muqueuse.

L'ulcération des téguments du nez se produit donc tantôt de dehors en dedans, ou de dedans en dehors, détruisant tous les tissus et formant une solution de continuité grisâtre, dont les bords irréguliers sont plus ou moins taillés à pic et indurés. Ces ulcérations, à peu près indolentes, ne tardent pas à gagner en profondeur et à déterminer la chute du nez si un traitement approprié ne vient enrayer les progrès du mal. L'aplatissement du nez vers sa racine, la disparition partielle ou totale de cet organe, telles sont les conséquences possibles de ces manifestations que nous pourrions appeler extérieures par opposition à celles qui débutent par les fosses nasales proprement dites.

Ces dernières sont de beaucoup les plus communes et occupent généralement la cloison du nez et surtout portion osseuse de cette dernière, c'est ainsi que le vomer et la lame perpendiculaire de l'ethmoïde seraient les premières parties atteintes (Casabianca); cependant il faut bien ajouter que la portion cartilagineuse est aussi bien souvent le siège du mal en même temps que la partie antérieure du cornet inférieur.

Les altérations tertiaires de la syphilis des fosses nasales peuvent être extrêmement étendues et atteindre parfois les sinus maxillaires, l'ethmoïde (Trousseau), le sphénoïde lui-même qui a pu être éliminé presque tout entier (Baratoux).

On comprend très bien, d'après ce qui vient d'être dit, que les symptômes fonctionnels pourront varier suivant la nature, la localisation et l'intensité de la manifestation diathésique. S'il existe une ou plusieurs ulcérations, les sécrétions purulentes, grisâtres et sanieuses au début, ne tardent pas à se concréter à la surface de l'ulcère sous forme de croûtes brunes rougeâtres, qui en se détachant occasionnent presque toujours l'écoulement de quelques gouttes de sang. S'il y a de la carie ou de la nécrose de la charpente du nez, le malade répandra autour de lui une odeur nauséabonde ressemblant d'assez loin à celle de l'ozène vrai, dont elle se distingue cependant encore assez bien, en ce sens qu'elle ne disparaît pas complétement même après un nettoyage complet des fosses nasales. Il peut exister de la douleur, des symptômes généraux même (céphalalgie, délire), lorsque la lame criblée de l'ethmoïde est le siège d'altérations graves.

Si l'on pratique l'examen du malade avec le rhinoscope, dans les cas d'ulcérations occupant les fosses nasales, l'on apercevra, soit au niveau de la cloison, soit au niveau du cornet inférieur, ou encore plus loin, suivant les cas, une ulcération d'aspect grisâtre, dont les bords rouges déjetés en dehors sont très souvent mamelonnés, comme bourgeonnants et saignent facilement au moindre contact, soit même par le simple écartement des ailes du nez. Le stylet placé au fond de la plaie fera connaître l'état du cartilage ou de l'os sous-jacent.

MARCHE, DURÉE, TERMINAISON. — L'apparition des accidents secondaires est absolument variable, cependant ils surviennent en même temps ou peu de temps après les manifestations que l'on observe sur la peau ou les autres muqueuses, pour suivre la marche habituelle de ces lésions, c'est-à-dire disparaître assez rapidement, surtout lorsque le traitement spécifique vient enrayer les progrès du mal. Les manifestations de l'arrière-cavité du nez. sont peut-être un peu plus longues à disparaître, surtout chez les personnes qui fument, et particulièrement chez les fumeurs de cigarettes, qui ont la mauvaise habitude de faire passer la fumée de tabac par le nez.

Les accidents tertiaires peuvent être précoces et suivre de près les manifestations secondaires, mais il faut bien dire qu'en général, ils ne surviennent que plusieurs années après l'infection. Leur marche essentiellement variable, dépend surtout de l'étendue des dégâts occasionnés par l'ulcération. La cicatrisation est rapide quelquefois, et ne laisse après elle aucune trace; dans d'autres cas, au contraire, elle est assez longue à s'opérer et les cicatrices vicieuses qui en résultent constituent souvent pour le malade une véritable infirmité.

Diagnostic. — Le diagnostic de l'accident primitif offrira toujours des difficultés considérables, et, à moins d'une adénopathie très nette et très caractéristique, ce ne sera qu'au moment de l'apparition des accidents secondaires que l'on pourra reconnaître la nature du mal.

Les plaques muqueuses, au contraire, sont des accidents qu'il est bien plus aisé de distinguer des autres lésions similaires, surtout étant donné les commémoratifs et la présence à peu près certaine d'autres accidents de la vérole, du côté de la peau, de l'arrière-gorge, de l'anus, ou d'autres parties du corps.

Les accidents tertiaires de la peau pourraient faire songer au lupus, mais la localisation de la lésion, les altérations profondes du côté des cartilages et des os, la marche rapidement progressive des lésions, enfin les antécédents du malade dans quelques cas et, en dernière ressource, l'efficacité rapide du traitement spécifique permettront de se faire une idée de l'affection observée.

Quant aux manifestations intérieures du côté des fosses nasales, la seule présence d'une ulcération chez un malade, que sa profession n'expose pas, du reste, aux lésions de cette nature, sera déjà une présomption en faveur de l'origine spécifique de la maladie.

Avec Michel (de Cologne), en effet, je considère que les ulcérations des fosses nasales sont presque toutes de nature syphilitique, à moins toutefois qu'il existe une cause bien nette à laquelle on puisse attribuer la lésion. Du reste, la syphilis est certainement la seule diathèse dans laquelle on rencontre ces grands délabrements de la charpente du nez tout entière, des altérations des cartilages et des os, et un véritable effondrement de tout cet organe.

Complications. — Elles apparaissent principalement au moment de la période secondaire, lorsque les arrière-narines sont atteintes, ce sont alors des catarrhes de la trompe, ou même des otites moyennes secondaires qui peuvent survenir. A la période tertiaire, ce sont les caries et nécroses avec élimination des surfaces atteintes, parfois des accidents cérébraux qui compliquent plus rarement la marche de la maladie.

Pronostic. — Bénin dans la période secondaire, il devient un peu plus grave au moment de l'apparition des accidents tertiaires, car il varie alors avec la nature et l'étendue de chaque lésion. Grave dans quelques cas, à cause des délabrements et des cicatrices vicieuses qui résultent des lésions ulcéreuses, il prend d'autres fois un caractère plus sérieux encore, lorsque les parties qui soutiennent la base antérieure du cerveau arrivent à être atteintes. Dans ces cas, fort rares du reste, la mort peut-être la conséquence ultérieure de la maladie, elle survient alors par méningite, ou bien le sujet atteint succombe dans le marasme par suite de l'extension considérable des ulcérations.

TRAITEMENT. — Nous n'avons pas à parler ici du traitement général qui sera celui de l'état constitutionnel du malade et qui variera suivant la période de l'affection. Rappelons seulement en passant, qu'au moment des accidents tertiaires, à l'exemple de grands maîtres, nous conseillons de prescrire d'abord un traitement mixte fait avec le sirop de Gibert, pour passer ensuite à l'emploi exclusif de l'iodure de potassium dont l'action est alors bien plus manifeste et plus rapide.

Localement, c'est surtout des soins de propreté extrêmes qu'il faudra recommander. C'est ainsi que, durant la période secondaire, si les lésions sont restées accessibles au malade, quelques lavages avec de la liqueur de Van Swetten dédoublée, avec de légères solutions iodées, quelques attouchements des plaques, au nitrate acide de mercure au 1/5° ou 1/10°, ou bien avec de la teinture d'iode pure ou le crayon de nitrate d'argent (une ou deux fois seulement par semaine), sont autant de moyens susceptibles de faciliter la régression des manifestations diathésiques.

Lors de l'apparition des accidents tertiaires, la teinture d'iode pure employée localement, les cautérisations galvaniques au besoin, pour réprimer les bourgeons charnus trop exubérants, et enfin, les lavages bi-quotidiens des fosses nasales avec des solutions antiseptiques, tels sont les meilleurs agents thérapeutiques qu'il conviendra d'employer dans ces cas.

Si, malgré tous les efforts, le nez reste difforme, l'on aura recours, suivant les cas, aux opérations autoplastiques ou prothétiques même, c'est-à-dire à l'application de nez artificiels en argent, caoutchouc, celluloïde moulés sur les parties auxquelles ils sont destinés à s'appliquer.

CORYZA SYPHILITIQUE INFANTILE

Le coryza infantile est un des symptômes presque obligée des manifestations de la syphilis chez le nouveau-né. Comme cette dernière, il débute après les premières semaines ou les premiers mois de la naissance, en même temps qu'apparaissent d'autres signes de l'infection syphilitique.

Symptômes. — Au début, ils ressemblent à ceux du coryza simple et se traduisent par de la gêne respiratoire, de l'enchifrènement dû au gonflement de la muqueuse pituitaire et à la présence de plaques muqueuses sur cette partie de l'organisme. Bientôt après, apparaît un écoulement muco-purulent, puis franchement purulent, sanieux, plus ou moins fétide, suivant la gravité des lésions. Cette sécrétion essentiellement âcre et irritante, produit rapidement des érosions et la formation de croûtes à l'orifice des narines et sur la lèvre supérieure.

Loin de suivre la marche du coryza simple habituel,

la maladie n'a aucune tendance à rétrograder par elle-même ; au contraire, si elle n'est enrayée par un traitement approprié et énergique, les lésions progressent et déterminent en peu de temps la carie ou la nécrose des cartilages et des os du nez.

En même temps apparaissent dans la bouche des enfants, sur les parties génitales et même sur le corps tout entier, les indices révélateurs de la syphilis générale, dont le coryza n'est en somme qu'un épiphénomène.

Ce serait tomber dans des redites inutiles de rappeler tous les inconvénients et même les dangers qui peuvent résulter, pour le nouveau-né, de l'obstacle apporté à la respiration nasale par suite du gonflement de la muqueuse pituitaire. Nous croyons avoir suffisamment insisté sur ces particularités à propos du coryza aigu simple de l'enfant (voir p. 50) pour qu'il soit inutile d'y revenir ici. A peine sera-t-il utile de rappeler que la diathèse générale dont le coryza n'est en somme qu'une expression minime viendra encore assombrir le pronostic. Ce dernier dépendra surtout de l'état général de l'enfant et de l'intensité des manifestations spécifiques.

Traitement. — Au point de vue de l'état général, il ne diffère en rien de celui que l'on emploie habituellement dans les cas de syphilis infantile et que l'on trouve décrit dans les traités de pathologie spéciale aux maladies de l'enfance.

Quant au traitement local, il consistera surtout en soins de propreté, en lavages réguliers faits soit avec des solutions boriquées, ou alcalines. Quelques fumigations permettront quelquefois à l'air de passer plus facilement à travers les fosses nasales, dont la muqueuse sera un peu moins tuméfiée à la suite de cette médication.

Les pulvérisations faites dans le nez à l'aide de liquides plus on moins émollients, ou antiseptiques, suivant les cas, seront encore les meilleurs moyens pour combattre la phlegmasie locale et pour permettre au traitement général d'agir en modifiant le terrain et en arrêtant l'évolution de la maladie générale.

TUBERCULOSE DES FOSSES NASALES

Définition. — *On désigne ainsi une affection chronique des fosses nasales caractérisée par un dépôt de tubercules dans l'épaisseur de la muqueuse pituitaire, dont le ramollissement produit une ulcération.*

Étiologie. — La tuberculose des fosses nasales est évidemment une affection, très rare et d'autant moins fréquemment observée que l'on examine fort peu la muqueuse pituitaire des sujets tuberculeux. Toutefois, plusieurs auteurs (Willigk, E. Frânkel), à la suite de recherches minutieuses et très nombreuses, n'ont rencontré que quelques faits de cette nature, ce qui prouve évidemment le peu de fréquence de l'affection.

Le nom seul de la maladie montre encore l'existence d'une influence diathésique très avérée, d'autant plus que la tuberculose nasale a toujours été observée alors que les poumons offraient des signes non douteux et plus ou moins avancés de lésion de cette nature.

Symptômes. — Ce qui caractérise l'affection tuberculeuse de la membrane de Schneïder, ce ne sont point les signes habituels du coryza que l'on rencontre dans les cas d'inflammation la plus simple, mais les résultats fournis par l'examen rhinoscopique. C'est donc sur ces signes physiques que nous nous étendrons un peu plus longuement.

Au début, l'on observe sur la muqueuse un véritable dépôt de tubercules isolés, d'aspect jaunâtre, variant comme volume de la dimension d'un grain de millet à celui d'un grain de blé. Ce dépôt siège de préférence sur la cloison, mais on l'a également rencontré sur la muqueuse qui recouvre les cornets. Comme dans les autres parties du corps, les tubercules se ramollissent laissant après eux une ulcération cupuliforme d'abord, puis rapidement étendue, de couleur grisâtre, un peu terne. L'ulcération est unique parfois, mais généralement, il en existe un certain nombre de forme et de surface variables. Le fond de ces ulcérations est grisâtre, parfois un peu fongueux, tapissé de mucosités jaunâtres, analogues à celles que l'on observe sur les piliers ou le pharynx lorsque ces parties sont atteintes. Faut-il ajouter que la muqueuse environnante est toujours plus ou moins tumifiée, quelquefois rouge et enflammée, d'autres fois au contraire pâle, d'aspect grisâtre, recouverte de détritus sanieux et de sécrétion purulente.

Marche, durée, terminaison. — La marche de la maladie dépend surtout du degré de l'infection générale, de l'état des organes thoraciques, de l'âge du malade et, en un mot, des toutes les conditions qui favorisent ou ralentissent la marche de la diathèse, dont la rhinite n'est en somme qu'une complication secondaire. Aussi la durée de l'affection est-elle parfois assez longue, d'autant que la tuberculose de la muqueuse pituitaire ne saurait avoir d'influence marquée sur la marche générale de la diathèse.

Diagnostic. — Si, chez un tuberculeux avéré, l'on voit survenir ces saillies jaunâtres, bientôt suivies d'ulcérations, le diagnostic pourra être assez facile et en quelque sorte s'imposer de lui-même. Mais il faut avouer qu'en présence d'un malade atteint d'ulcération nasale, il pourra être parfois très difficile de reconnaître la nature tuberculeuse du mal.

S'il n'existe ni dans le pharynx, ni dans le larynx d'autres manifestations de cette nature, ce sera surtout sur la marche de la maladie, l'absence d'antécédents spécifiques et surtout la présence d'accidents physiques du côté des poumons qu'il faudra se baser pour établir son diagnostic.

L'examen microscopique lui-même, révélant aujourd'hui la présence de baciles, pourrait venir indiquer la nature véritable de l'ulcération.

Anatomie pathologique. — L'affection tuberculeuse des fosses nasales ne différant en aucune façon des manifestations de cette diathèse sur les autres muqueuses, nous croyons inutile de nous étendre sur cette partie de la question que l'on trouvera traitée tout au long et avec tous les détails qu'elle comporte, dans les traités d'histologie ou de pathologie interne.

PRONOSTIC. — Il dépend surtout de l'affection générale et du degré d'infection du malade. Toutefois, il est bon de remarquer que la tuberculisation de la muqueuse pituitaire est d'assez mauvais augure, puisqu'elle indique la tendance marquée de la diathèse à se généraliser et, par conséquent, à marcher avec rapidité.

TRAITEMENT. — Quelques irrigations ou injections détersives suffisent pour maintenir la propreté des parties atteintes. Si les ulcérations sont douloureuses, on pourra les traiter par les insufflations d'iodoforme additionné d'un peu de chlorhydrate de morphine pulvérisé.

Les solutions iodo-iodurées laudanisées trouveront également leur emploi dans ces cas, et nous recommandons ici la solution que nous avons maintes fois expérimenté dans le larynx et le pharynx pour les cas de ce genre :

Solution avec :

Acide phénique cristallisé.	0,25 à 0,50 cent.
Iode métallique	0,05
Iodure de potassium. . .	0,10
Laudanum	XX à XXX gouttes.
Glycérine neutre'. . . .	45 à 60 gr.

Pour usage externe avec un pinceau après lavage de l'ulcère.

Les solutions de morphine au 1/30, ou de chlorhydrate de cocaïne à 5 et 10 p. 100 sont encore d'excellents moyens pour calmer les douleurs éprouvées par les malades.

Faut-il ajouter qu'un traitement général, approprié à l'état du sujet atteint, sera nécessaire et devra surtout constituer la partie importante et vraiment active du traitement.

DERMATOSES DU NEZ ET DES FOSSES NASALES

I. — IMPÉTIGO SYCOSIFORME.

Étiologie. — Comme le fait remarquer, avec juste raison, le Dr Spillmann, auteur de l'article *Nez*, du *Dictionnaire encyclopédique des sciences médicales*, le nom donné à cette maladie n'a de commun avec l'impétigo que les petites pustules initiales et la croûte qui en est la conséquence, et avec le sycosis que l'aspect extérieur.

Cette affection attaque une partie du derme, et apparaît tantôt chez les jeunes enfants lymphatiques ou scrofuleux, au pourtour des narines, ou sur la sous-cloison.

Symptômes. — Ces parties sont rouges, tumifiées et recouvertes de petits ulcères croûteux. Chez les adolescents et surtout chez les adultes, on rencontre assez souvent au pourtour des narines et même à l'intérieur, à l'union de la peau et de la muqueuse, une éruption de forme impétigineuse, formée de petites pustules, très rapidement remplacées par de petits ulcères recouverts de croûtes grisâtres, sales, parfois jaunâtres ou même brunes, si elles contiennent un peu de sang. Ces croûtes arrachées par les malades, ou tombées spontanément, se reproduisent avec une ténacité désespérante pour le patient, au point de lui occasionner souvent de vives inquiétudes. Chez les hommes, il n'est pas rare de voir l'affection s'étendre jusque sur la lèvre supérieure où elle prend alors un aspect analogue à celui du sycosis, d'où la deuxième partie de la dénomination qui lui a été donnée par Devergie.

Marche. — Heureusement la maladie arrivée à ce degré, pour ainsi dire extrême, n'a aucune tendance à s'étendre davantage, mais elle peut aussi persister presque indéfiniment en dépit de tous les traitements les mieux dirigés et le plus scrupuleusement suivis. Quelquefois, la dermatose procède par poussées successives et après avoir fait mine de disparaître pendant un temps plus ou moins long, elle apparaît de nouveau, occasionnant chez quelques sujets une véritable tuméfaction chronique de la lèvre supérieure et une gêne continuelle.

Traitement. — Le traitement général antiscrofuleux par l'huile de foie de morue, l'iodure de potassium, l'air et les bains de mer, les sulfureux, etc., constituera d'abord la base de la médication.

Localement, nous conseillerons soit les injections d'eau chlorurée et l'application de pommades légèrement sulfureuses (Devergie), soit les lavages à l'eau boriquée, ou boratée, et l'application, le soir, de cataplasmes de fécule pour faire tomber les croûtes. Pendant le jour, on pourra alterner les pommades au goudron, à l'huile de cade et à l'oxyde de zinc, suivant les cas.

On retirera également de bons résultats de l'emploi de douches de vapeur aqueuses simples ou minéralisées (eaux sulfureuses ou arsénicales), faites tous les deux jours.

Lorsqu'il ne se produit plus de croûtes, on essaie de modifier les parties malades en les touchant avec une solution de nitrate d'argent au 1/5 ou 1/10, tous les quatre ou cinq jours.

Malheureusement, alors même que l'affection semble très notablement améliorée ou même guérie, il n'est point rare de voir survenir une récidive qui inquiète les malades et leur fait craindre une affection plus grave que celle dont ils sont atteints en réalité.

II. — ULCÈRES HERPÉTIQUES. — ECZÉMA DES FOSSES NASALES.

Etiologie. — C'est encore principalement chez les enfants lymphatiques ou chez les adultes prédisposés aux affections de la peau, à ce que l'on est convenu d'appeler les herpétiques ou les arthritiques, que l'on observe la maladie qui nous occupe. Je sais bien que bon nombre d'auteurs n'admettent pas l'influence ni même l'existence de ces deux diathèses, que quelques-uns confondent en une seule, et que d'autres repoussent d'une manière absolue, mais nous ne pouvons entamer ici une discussion qui trouve sa place dans les traités de pathologie générale et que des auteurs compétents ont du reste déjà traitées avant nous. Aussi, désireux de rester dans le cadre que nous nous sommes tracé, allons-nous exposer brièvement les caractères distinctifs de cette affection en somme très commune, et souvent méconnue des médecins qui négligent de pratiquer l'examen des fosses nasales.

Symptômes. — Le principal symptôme qui attire l'attention des personnes atteintes est une sorte de picotement, de brûlure, ou plutôt de démangeaison à l'entrée des narines qui force les enfants et même les adultes à avoir presque constamment leur doigt dans le nez. Quelques épistaxis légères peuvent suivre ces manœuvres, ou succéder dans quelques cas à l'action de se moucher.

A l'examen rhinoscopique antérieur, on aperçoit d'abord, en relevant simplement la pointe du nez légèrement en haut et un peu en arrière, le pourtour de l'orifice des narines recouvert de sécrétions gris jaunâtre, assez adhérentes à la surface de petites ulcérations, occupant de préférence l'angle antérieur ou postérieur de l'ellipse formé par l'ouverture des narines. A ce niveau, existent même de petites fissures qui rendent l'examen avec le spéculum un peu douloureux, si l'on écarte un peu trop brusquement ou trop largement les valves de l'instrument. En regardant plus avant, on observe sur la cloison et même parfois sur la muqueuse du cornet inférieur, une éruption pustuleuse formée de petites pustules isolées d'abord, se détachant sur un fond rouge sombre, ou sur une muqueuse légèrement tuméfiée, et souvent recouvertes de pellicules gélatineuses, grisâtres, moulées sur les cornets.

D'autres fois, l'on aperçoit une sorte d'exfoliation de la muqueuse, une lésion rappelant d'assez loin le psoriasis cutané dont elle doit être l'analogue, avec les modifications dues à la nature du tissu sur lequel apparaît l'éruption.

Boyer et, après lui, Trousseau avaient du reste déjà appelé l'attention sur ce fait que les maladies cutanées telles que l'eczéma, le psoriasis, etc., avaient un retentissement prononcé et direct sur les muqueuses en contact avec l'air.

Marche. — Comme celle de l'impétigo-sycosiforme, la marche de ces diverses affections dartreuses est essentiellement lente et chronique. Elles n'ont aucune tendance à guérir par elles-mêmes; mais elles n'occasionnent, en somme qu'une gêne au malade, sans jamais envahir la totalité des fosses nasales ni gagner en profondeur vers le squelette du nez. Disparaissant parfois d'elles-mêmes ou sous l'influence d'une médication, elles ont toujours une tendance marquée à reparaître. Souvent même, comme les dermatoses en général, elles procèdent par poussées successives revenant à certaines époques de l'année ou sous l'influence de causes occasionnelles souvent difficiles à déterminer.

TRAITEMENT. — En dehors du traitement général habituel par les arsenicaux, les sulfureux, les alcalins, les purgatifs salins, il faudra surveiller l'alimentation du malade et proscrire avec soin tout ce qui, dans le régime serait susceptible de favoriser l'apparition des manifestations diathésiques. C'est ainsi que les malades devront s'abstenir de viandes salées, de coquillages, de poissons, de fromages forts, de mets épicés, d'alcool etc., etc.

Localement, on prescrira des lavages alcalins au bicarbonate de soude, au borax, ou au chlorate de potasse; l'acide borique et la résorcine en solution sont encore de bons médicaments.

Chaque lavage sera suivi de l'application de pommade au goudron, à l'huile de cade, ou à l'oxyde de zinc, ou d'insufflation d'acide borique très finement pulvérisé.

Nous recommandons l'emploi de la pommade suivante qui nous a toujours donné d'excellents résultats :

Pommade avec :

Goudron...	0,50 cent. à 1 gr.
Chlorhydrate de cocaïne.........	0,05 à 0,10 cent.
Vaseline......	8 à 15 gr.

Appliquer avec le doigt à l'entrée du nez ou sur le point où siège l'éruption.

Comme dans l'impétigo, quelques cautérisations au nitrate d'argent, à l'acide chromique (solution au 1/5 ou au 1/10, à la teinture d'iode ou au perchlorure de fer) modifieront utilement la surface de la muqueuse.

CORPS ÉTRANGERS ET CALCULS

A l'exemple de la plupart des auteurs, nous réunissons dans un même chapitre les corps étrangers venus de l'extérieur et accidentellement introduits dans les fosses nasales et les calculs, ou rhinolithes, qui se développent dans ces cavités. En effet, si l'origine des deux affections est différente, leurs symptômes, leur marche et leur traitement sont les mêmes.

Etiologie. — A. *Corps étrangers.* — Les corps étrangers peuvent s'introduire dans les fosses nasales de deux manières différentes.

Tantôt ce sont des enfants qui, par mégarde, ou en s'amusant, introduisent dans leur narine un objet quelconque, qu'ils essaient ensuite de retirer avec les doigts le poussant alors plus avant. L'air inspiré lui-même facilite la pénétration du corps du délit qui bientôt disparaît dans la cavité du nez. D'autres fois, un adulte en avalant de travers, est pris d'une quinte de toux qui projette le bol alimentaire du côté des arrière-fosses nasales, et une partie de ce dernier peut même se fixer dans quelques points de ces cavités, ne manifestant sa présence que longtemps après son introduction. Le vomissement agit de la même manière, produisant le renvoi des aliments non digérés ou des graines de fruits dans l'arrière cavité du nez.

Il est encore une autre série de corps étrangers qui pénètrent soit à la suite d'un traumatisme (balle, éclat d'obus, etc.), soit à la suite d'une opération (canule, ouate, charpie), par suite d'un oubli de l'opérateur.

Quel que soit le mode de pénétration des corps étrangers dans le nez, il arrive assez fréquemment qu'ils séjournent assez longtemps dans cette cavité, soit dans le premier cas, chez les enfants, parce qu'ayant peur d'être grondés, ils n'osent avouer leur imprudence et oublient ensuite cet accident; soit chez les adultes, parce qu'ils ignorent la pénétration du corps étranger par la voie rétro-nasale.

B. *Calculs, rhinolithes.* — Les rhinolithes diffèrent des corps étrangers en ce qu'ils se développent spontanément dans l'intérieur du nez au lieu de venir du dehors. Les véritables calculs sont du reste très rares et c'est à peine si Demarquay avait pu en réunir quelques exemples dans sa brochure sur ce sujet; toutefois, il couvient d'ajouter que depuis la vulgarisation de la rhinoscopie, les faits de ce genre se sont un peu plus multipliés, sans être devenus bien communs (Jacquemart, Th. Bartholin, Czarda Schmiegielow, Störk, etc.)

L'influence sous laquelle se produisent ces concrétions spontanées est encore mal définie, l'étroitesse des fosses nasales, l'existence d'un coryza chronique semblent être les causes prédisposantes de l'affection; et d'après ce qui se passe dans les cas de corps étrangers des fosses nasales, il semble en effet que toute cause irritante susceptible, d'une part, de stimuler la sécrétion du nez, et, de l'autre, d'empêcher l'écoulement au dehors de cette sécrétion, doit favoriser le développement de ces calculs.

ANATOMIE PATHOLOGIQUE; SIÈGE. — A. *Corps étrangers.* — On peut trouver dans le nez comme dans les oreilles, les corps les plus variés et les plus invraisemblables. Parmi les plus fréquents, nous citerons les cailloux, les pois, haricots, feuilles diverses, perles, noyaux, fruits, morceaux de bois, de crayon, ou de joujoux. Parmi les objets plus rares retrouvés dans le nez, nous signalerons les billes, têtes de poupées, anneaux de fer (Lowudès et Kickman, cité par M. Poulet), fragments de plumes, vis, etc.

Le siège des corps étrangers varie suivant leur mode d'introduction. S'ils ont pénétré par les narines antérieures, ils occupent en général le plancher des fosses nasales au niveau de la partie antérieure, à moins que le cornet inférieur volumineux et très abaissé, ne le force à pénétrer dans le méat moyen où il reste comme suspendu. Au contraire, si le corps du délit pénètre par derrière, il vient en général se fixer au niveau de la partie postéro-supérieure du méat moyen. Il est de toute évidence que le siège sera différent non seulement suivant le mode de pénétration, la forme et le volume des corps étrangers, mais aussi suivant la conformation des fosses nasales dans lesquelles il aura pénétré.

Un fait plus important est la série de modifications

subies par l'objet qui séjourne assez longtemps dans le nez. Si ce dernier est susceptible de se laisser imbiber par le mucus nasal, il finit par augmenter notablement de volume, et l'on a même cité des cas dans lesquels certaines graines avaient pu germer dans les cavités nasales (Boyer, Jacquemin), mais avec le Dr Poulet, nous regardons ces faits comme absolument exceptionnels.

Si le corps est solide, il ne tarde pas à s'incruster de matière calcaire et à subir des modifications analogues à celles que l'on observe dans les cas de corps étrangers du vagin ou de la vessie. Les faits de ce genre sont, du reste, loin d'être rares, et, comme nous le verrons plus loin, il est très important d'en connaître l'existence pour éviter des erreurs de diagnostic très préjudiciables aux malades.

B. *Rhinolithes.* — Ils sont ordinairement uniques, mais ils peuvent être multiples (Kern, Axmann), leur volume absolument variable dépend de leur séjour plus ou moins long dans les fosses nasales, qu'ils peuvent arriver à obstruer complètement, et même à dévier après avoir détruit la cloison. Leur aspect est grisâtre sale, leur surface irrégulière, bosselée, se moulant parfois sur les cavités et les anfractuosités de la muqueuse dans l'épaisseur de laquelle ils sont très souvent incrustés. Leur consistance est généralement assez grande, ils sont parfois durs et compacts au point de se laisser scier comme une pierre ; d'autres fois au contraire, ils sont plus friables et se laissent assez facilement broyer. Leur composition chimique est à peu près celle des autres concrétions calculeuses ; ils sont formés de phosphates et de carbonates de chaux, de magnésie, et de chlorures alcalins (Axmann, Bouchardat, Geiger).

La matière première qui entoure parfois les corps étrangers est exactement de la même nature que celle des rhinolithes.

Dans les deux cas (corps étrangers et calculs), la muqueuse pituitaire présente toujours des lésions plus ou moins profondes que nous allons exposer en détail à propos de la symptomatologie.

Symptômes. — A. *Fonctionnels.* Lorsqu'un corps étranger vient d'être introduit dans la narine, le malade éprouve une sensation de gêne, de chatouillement accompagné d'obstruction de la fosse nasale qui détermine quelques mouvements exagérés d'inspiration et d'expiration, parfois même des éternuments. Pendant cette période, ou le corps étranger est expulsé et tout rentre dans l'ordre, ou il vient se loger dans les anfractuosités du nez, et les symptômes désagréables du début s'apaisent et disparaissent même momentanément au point que le malade peut très bien oublier la présence du corps étranger dans son nez. Ce fait se produit surtout lorsque la pénétration s'est faite par derrière, à la suite d'un vomissement par exemple, et que le malade ignore alors l'introduction d'un objet quelconque dans sa cavité naso-pharyngienne.

Après un certain laps de temps absolument variable, très court en général, si le corps introduit est susceptible de se gonfler sous l'influence de l'humidité, le malade commence à ressentir quelques troubles fonctionnels un peu plus accusés.

La respiration nasale s'embarrasse du côté atteint; par le même fait l'odorat diminue, le malade éprouve une gêne continuelle, parfois la voix devient nasonnée, la sécrétion augmente : séreuse au début, elle est bientôt muco-purulente, sanieuse; il survient même des épistaxis généralement peu abondantes. Il n'est point rare qu'à la suite d'efforts considérables, le malade mouche parfois des grumeaux caséeux, absolument analogues à du fromage blanc, grenu, mais d'un gris plus sale et répandant une odeur forte, nauséabonde, bien différente cependant de celle des croûtes des sujets atteints de coryza atrophique.

Bientôt après, si l'on n'est intervenu d'une manière efficace en enlevant la cause du mal, à ces phénomènes locaux viennent s'ajouter des sensations douleureuses sourdes, profondes au début, puis à forme névralgique, revenant par accès et s'irradiant vers toute une moitié de la tête, particulièrement vers la région orbitaire. A ce moment, il n'est point rare de constater du larmoiement, de la rougeur et de la congestion de la conjonctive ou même une véritable inflammation du sac lacrymal.

B. *Objectifs.* — Bien que tous ces symptômes soient souvent très marqués, attirent vivement l'attention du malade et le préoccupent même beaucoup, ils ne sauraient suffire pour faire reconnaître l'affection, sans le secours de l'examen objectif.

A l'examen extérieur, on constatera parfois une déformation de l'une des ailes du nez et un accroissement partiel de cettepartie, mais bien souvent aussi ce signe, peu important du reste, fera complètement défaut.

Si l'introduction du corps du délit est de date récente il sera généralement très facile de reconnaître sa présence et son aspect variera du reste suivant sa nature; nous ne pouvons donc insister sur chacune des particularités objectives que peuvent offrir les différents corps étrangers susceptibles de se loger dans les fosses nasales.

Si l'objet a séjourné pendant un temps plus ou moins long dans ces cavités, on apercevra tout d'abord à l'examen rhinoscopique antérieur, la muqueuse de l'entrée du nez rouge, boursouflée, lisse et unie dans quelques cas, mais le plus souvent inégale, bosselée, comme bourgeonnante et recouverte de sécrétion muco-purulente grisâtre sale et fétide. Si l'on introduit un porte-ouate garni pour nettoyer un peu la muqueuse, l'on apercevra dans l'espace habituellement libre, formé par les méats, une matière grisâtre, boueuse, sale, dans l'épaisseur de laquelle le stylet pénétrera assez facilement. Après ce premier examen, il ne sera pas rare de voir le malade expulser de sa narine cette sorte de magma caséeux mélangé d'un peu de sang venant de la muqueuse pituitaire qui saigne facilement au moindre attouchement. Si l'on pousse plus avant l'examen fait avec le stylet, on ne tardera pas à venir frapper sur un corps dur et rugueux donnant assez bien la sensation d'un séquestre osseux. Ce signe est évidemment le plus positif et celui qui fixe le mieux l'observateur sur la nature de la maladie qu'il a sous les yeux.

Si le corps étranger occupe les arrière-fosses nasales, fait exceptionnel, les symptômes qui domineront la situation se feront surtout sentir du côté de l'oreille, par inflammation de la trompe correspondante et, dans ces cas, l'examen rhinoscopique postérieur et le passage du cathéter pourront permettre de reconnaître la cause première de la maladie.

MARCHE, DURÉE, TERMINAISON. — Les symptômes occasionnés par la présence d'un corps étranger dans les fosses nasales, n'ont aucune tendance à disparaître d'eux-mêmes tant que le corps n'a pas été expulsé.

Au contraire, l'on observe presque constamment une marche progressive de la maladie, à moins que l'objet introduit soit assez petit pour aller se loger dans une anfractuosité, où il pourra séjourner un temps plus ou moins long. Ainsi que nous l'avons déjà dit, aux symptômes d'obstruction succèdent bientôt un appareil symptomatique plus alarmant, des crises douloureuses qui ne cèdent à aucun des remèdes habituellement employés dans les cas de ce genre. La marche des symptômes est assez rapide et, en l'espace de quelques mois, on les voit atteindre leur maximum pour rester stationnaires jusqu'au jour où le calcul est extrait ou expulsé. Aussi la durée des corps étrangers peut-elle être fort longue et varier entre quelques mois et plusieurs années.

DIAGNOSTIC. — Le diagnostic des corps étrangers des fosses nasales serait généralement assez facile à faire, si l'on voulait se donner la peine d'examiner les fosses nasales d'une maniere convenable et complète. Mais combien de fois arrive-t-il que, lorsqu'un malade se plaint d'enchifrènement, de sensation d'obstruction du nez, voire même de douleurs, le médecin se borne à prescrire quelques injections et quelques médicaments dits antinévralgiques (quinine, aconitine, etc.), sans se donner la peine de faire l'examen de l'organe affecté.

Si les commémoratifs suffisent dans quelques cas récents, pour appeler l'attention du chirurgien et le forcer à intervenir, il n'en est plus de même dans les cas anciens alors que le malade lui-même ignore la présence d'un calcul ou d'un corps étranger dans ses fosses nasales. C'est ici qu'un examen superficiel pourra devenir la source d'erreurs grossières très préjudiciables au malade. Il n'est pas rare, en effet, qu'au moment de l'examen rhinoscopique, la muqueuse boursouflée, bourgeonnante, saignant facilement, recouverte de sécrétion fétide grisâtre, ichoreuse, rappelle en tous points l'aspect d'une tumeur maligne. L'existence de douleurs lancinantes spontanées viendront encore donner quelque certitude à cette assertion, si l'on n'a pas le soin d'examiner les points d'implantation de ce pseudoplasme avec le stylet. C'est ce dernier qui viendra lever les doutes ; d'abord, en faisant expulser au malade cette matière caséeuse dont nous avons déjà parlé, et ensuite en permettant à l'observateur de reconnaître la présence d'un corps dur, résistant, que l'on pourrait confondre avec un séquestre.

Quant aux déviations de la cloison, aux hypertrophies de la muqueuse du nez, aux polypes et tumeurs diverses, ils n'ont qu'un rapport trop éloigné avec la maladie qui nous occupe pour qu'il soit besoin d'en faire le diagnostic différentiel.

PRONOSTIC. — Les corps étrangers et calculs des cavités du nez n'offrent aucune sorte de gravité puisqu'il suffit de les enlever pour voir disparaître les symptômes qu'ils avaient occasionnés et, par conséquent, guérir le malade d'une manière définitive.

Le seul accident à redouter est la nécrose des os du nez et les déformations qui peuvent en être la conséquence, lorsque le corps étranger a séjourné trop longtemps dans les fosses nasales et occasionné l'ulcération de la muqueuse.

TRAITEMENT. — Le traitement est nettement indiqué, et le premier soin du chirurgien sera d'enlever le corps étranger. Au début, alors qu'il n'existe aucune incrustation calcaire, ni aucune inflammation, on pourra l'enlever avec une simple curette. Il suffira de pousser cette dernière par derrière le corps étranger, en passant au-dessus de lui par le méat moyen ; arrivé au niveau des arrière-fosses nasales, l'on suivra un mouvement inverse en essayant de raser le plancher du nez avec la curette, de manière à ramener ainsi le corps du délit à l'extérieur. D'autres fois, s'il est situé à l'entrée du nez, il suffira de faire moucher fortement le malade en fermant la narine opposée et en pressant légèrement sur l'aile du nez de haut en bas. Les diverses pinces à corps étrangers trouveront ici leur emploi tout naturel (Voir FIG. 24).

Enfin, dans d'autres cas on poussera le corps étranger en arrière, en se rappelant cependant que l'on s'expose ainsi à le voir pénétrer dans les voies aériennes. La douche de Weber, la canule placée dans la narine opposée, pourra également rendre quelques services.

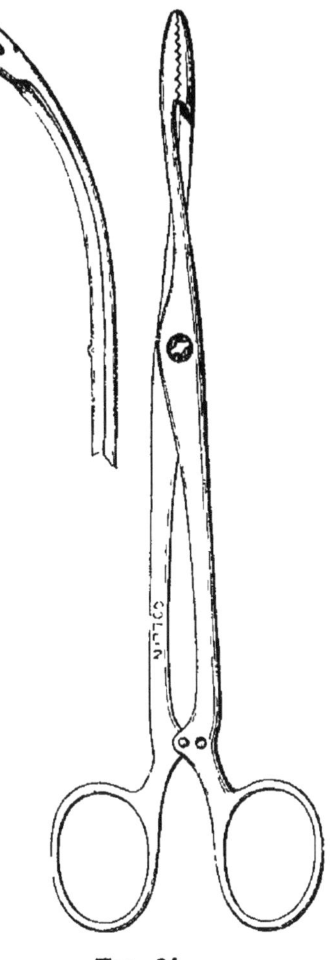

FIG. 24.

Si, au contraire, il s'agit d'un rhinolithe, ou d'un corps étranger incrusté de matière calcaire, on devra d'abord nettoyer complètement la cavité du nez à l'aide d'injections réitérées, et par le raclage fait avec un instrument mousse. De cette manière, on le rendra parfois mobile, en le débarrassant de toutes les sécrétions purulentes ou caséeuses qui l'entourent et l'enclavent davantage dans l'épaisseur de la muqueuse. Ce premier soin accompli, si le calcul est trop volumineux pour sortir par la narine, on essaiera de le broyer avec les différents litthoriteurs, ou les pinces coupantes dont dispose l'arsenal du chirurgien, et bien rarement, à mon avis, l'on se verra dans l'obligation de l'extraire par une incision qui serait faite alors au niveau du sillon naso-gênien pour éviter une cicatrice difforme. Toutefois, l'on ne sera autorisé à agir de cette manière que lorsque l'extirpation par les voies naturelles aura été démontrée tout à fait impossible, ce qui est très rare.

PARASITES DES FOSSES NASALES

Définition. — *Comme l'indique le titre de ce chapitre, on désigne ainsi une affection caractérisée ou plutôt occasionnée par la présence d'insectes vivants et se développant même dans les cavités du nez où ils occasionnent des désordres plus ou moins considérables.*

Etiologie. — Cette maladie, à peu près exceptionnelle dans nos climats, a cependant été signalée en France (Maréchal, de Metz). Mais elle est très commune daus les pays chauds sous les tropiques, à Cayenne, aux Indes et au Pérou. Tantôt on a trouvé dans les fosses nasales de petites sangsues, des cure-oreilles vivants, des mille pattes, mais l'insecte qui le plus souvent détermine des accidents et celui que l'on a habitude de rencontrer, c'est sans contredit la mouche bleue de la viande, qui a l'habitude de déposer ses œufs sur les chairs en putréfaction. C'est surtout la Lucilie hominivore (Coquerel) qui s'introduit de préférence dans les cavités du nez où elle continue à se développer et à se multiplier.

C'est vers l'époque de la ponte, c'est-à-dire durant

les mois chauds de juillet à septembre, que l'on rencontre le plus de cas de ce genre.

La malpropreté des indigènes, l'existence d'un catarrhe purulent des fosses nasales, ou même d'une affectation chronique quelconque de ces parties, d'une mauvaise hygiène sont autant de conditions favorables pour l'introduction de l'insecte dans le nez. C'est généralement pendant le sommeil et surtout chez le nègre (Odrozola, cité par Duplay), dont les narines largement ouvertes et relevées semblent être une cause prédiposante naturelle à l'invasion du mal, que l'on observe plus particulièrement cette maladie. Aussi ces derniers sont-ils plus souvent atteints que les blancs. Selon toute vraisemblance, les mouches doivent déposer leurs œufs à l'entrée des narines et les mouvements inspiratoires peuvent très bien suffire pour les faire pénétrer plus profondement dans les méats moyens ou supérieurs, où les larves se développent ensuite.

Symptômes. — Ce qui fait la gravité des accidents occasionnés par la présence des parasites dans le nez, c'est, à moins qu'il ne s'agisse d'insectes relativement volumineux dont les mouvements et les sensations de chatouillement et de picotements qu'ils occasionnent appellent l'attention du malade et lui font réclamer les secours de l'art, c'est qu'en dehors de ces cas, s'il existe des larves de mouches, le début du mal est absolument insidieux. Aussi lorsqu'apparaissent les accidents sont-ils graves dès le début et c'est à peine si l'on a le temps d'y porter remède.

Tout d'abord, le malade ressent dans le nez une sensation de chatouillement désagréable, assez prononcée parfois pour occasionner de véritables accidents nerveux ; ce symptôme, selon toute vraisemblance, dû au mouvement des larves qui se remuent et grouillent dans les fosses nasales, est bientôt accompagné de céphalalgie gravative, lancinante, occupant généralement les régions frontale et sus-orbitaire. A cette période surviennent alors des épistaxis plus ou moins abondantes, mais fréquentes, bientôt suivies de tuméfaction des paupières, de gonflement de la face, comme dans l'érysipèle.

La sécrétion du nez, augmentée dès le début et presque séreuse, ne tarde pas à devenir purulente, sanieuse, contenant même parfois des débris de larves ou même des amas de ces insectes qui fixent l'attention du malade et du médecin.

Dans quelques cas heureux, les accidents s'arrêtent là, le malade ayant expulsé à force d'efforts ou grâce à un traitement approprié les petits vers qui avaient occasionné des phénomènes observés. D'autres fois au contraire la maladie marche en avant et c'est alors qu'apparaissent des symptômes généraux, tels que la fièvre, la tuméfaction plus prononcée de toute la face, une douleur très intense, térébrante, gravative, occupant non seulement la région frontale, mais la tête tout entière. Bientôt après surviennent des vomissements, du délire, et tous les signes d'une méningite mortelle.

Ou bien la racine du nez commence à s'ulcérer peu à peu donnant issue à du pus et à des amas de larves venant ainsi fixer le diagnostic si la maladie n'avait pas encore été reconnue.

L'ulcération a pu chez quelques malades, gagner en profondeur, et s'étendre aux parties voisines au point de gagner le tissu cellulaire de l'orbite au point que le nez et l'œil ont pu disparaître, tous deux rongés par ces insectes.

Faut-il ajouter qu'à cette période, les douleurs, la fièvre et l'agitation sont devenues extrêmes, que les os du crâne eux-mêmes sont perforés et que bientôt la mort vient terminer cette triste scène et mettre fin aux souffrances du pauvre malade.

Examen. — Si l'on pratique l'examen des fosses nasales, l'on pourra, dans les cas d'insectes ordinaires, apercevoir ce dernier sur la cloison ou dans les méats. Si, au contraire, l'on a affaire à des larves de mouches, l'examen révèlera d'abord la présence de sécrétion purulente, ou même sanieuse qui une fois enlevée, laissera voir au-dessous d'elle une masse globuleuse, d'aspect grisâtre, animée parfois de mouvements à sa surface. L'introduction d'une pince ou même d'un stylet ou d'un porte-ouate suffiront pour désagréger cet amas et l'on retirera un petit globe de larves agglutinées les unes avec les autres, qu'il sera alors facile de reconnaître à leurs mouvements variés.

Marche, durée, terminaison. — Si l'on songe avec quelle rapidité s'accroissent et se multiplient les vers de la mouche dont nous nous occupons ici, et que, dès le lendemain de leur naissance, ils ont déjà grossi du double, l'on ne sera pas étonné de la marche rapidement envahissante de la maladie et de sa gravité.

Si l'on intervient dès le début, la durée de l'affection pourra être extrêmement courte et sa terminaison sera toujours favorable. Si, au contraire, le traitement ne vient agir qu'après plusieurs jours, alors que les larves, déjà nombreuses, ont commencé à envahir les sinus et à se répandre dans les anfractuosités du nez, la durée de la maladie sera plus longue et la terminaison n'aura lieu qu'après plusieurs jours de maladie, après dix à quinze jours, laissant parfois après elle des lésions incurables, telles que la nécrose et la perte des os du nez, une perforation des sinus ou quelques accidents de ce genre.

Si la mort est la conséquence de l'affection, elle survient par les progrès du mal, alors que les os du crâne sont atteints, que les méninges et le cerveau sont enflammés, c'est-à-dire après une période de souffrance assez longue.

Diagnostic. — Les parasites des fosses nasales offrent des caractères si nets et si tranchés, qu'il est bien difficile de les confondre avec une autre affection des cavités du nez. La marche de la maladie, les divers symptômes qui la caractérisent et enfin l'examen direct du malade suffisent presque toujours au médecin traitant pour établir le diagnostic, surtout lorsqu'il se trouvera dans les diverses régions où la maladie est relativement fréquente, et où par conséquent l'attention est facilement attirée sur ce point de pathologie spéciale à certaines contrées.

Pronostic. — Ce que nous venons de dire dans le paragraphe précédent nous dispense d'insister longuement sur le pronostic de cette affection, pronostic absolument variable suivant la cause du mal, sa durée, et l'époque où l'on est appelé à intervenir. Très bénin dans quelques cas, il est d'autres fois très grave, puisque la mort peut en être la conséquence.

Traitement. — A. *Prophylactique.* — Il consistera surtout à se prémunir contre les causes qui peuvent prédisposer à l'apparition des larves de mouches dans les narines, et par conséquent les personnes qui habitent les pays où l'affection est commune doivent soigner avec soin toute maladie des fosses nasales qui détermine une secrétion plus ou moins puriforme et nauséabonde. Car les œufs sont rarement déposés dans les fosses nasales des personnes soigneuses d'elles-mêmes. Un tampon de ouate placé à l'entrée des narines lorsqu'on est exposé à dormir en plein air est encore un excellent moyen, très sûr du reste pour empêcher la mouche de venir faire sa ponte dans le nez.

B. *Curatif.* — Si l'on est appelé à intervenir auprès d'un malade ayant des larves dans les fosses nasales, on devra agir au plus vite et tâcher de les détruire. Dans ce but, on fera de grands lavages avec l'irrigateur ou une forte seringue dont on aura modéré le jet suivant les besoins de la cause. On emploiera à cet effet soit des liquides chlorurés, soit des solutions de sublimé au 1/500 ou au 1/1000. Les médecins anglais préconisent au contraire les injections de décoction de tabac, associées avec un traitement tonique.

Si tous ces moyens échouent, que les larves aient déjà envahi les sinus frontaux, que l'on ait à redouter l'apparition d'accidents cérébraux, on est alors autorisé à trépaner les sinus atteints pour pratiquer des lavages directs dans ces cavités et arrêter l'invasion du mal.

TUMEURS DES FOSSES NASALES

A. — TUMEURS BÉNIGNES

On peut observer dans les cavités du nez toutes les tumeurs qui se développent dans d'autres organes ou sur d'autres parties du corps, mais certaines d'entre elles sont tellement rares qu'elles méritent à peine une description détaillée. C'est ainsi que suivant la classification adoptée par la plupart des auteurs, nous étudierons successivement les polypes muqueux, les ostéomes, les enchondromes, les papillomes et les tumeurs érectiles.

POLYPES MUQUEUX

Définition. — *On désigne sous le nom de polypes muqueux des tumeurs bénignes, molles, d'aspect gélatineux, transparentes et pédiculées ayant une grande ressemblance comme coloration et consistance avec les polypes marins que l'on trouve sur le bord de la mer.*

Fréquence. — Étiologie. — Tous les auteurs sont unanimes pour reconnaître que les polypes muqueux sont de beaucoup les tumeurs que l'on a le plus souvent l'occasion de rencontrer dans les fosses nasales. Quant aux causes susceptibles d'occasionner l'apparition de ces néoplasmes, elles sont des plus obscures. Tout ce que l'on peut dire à ce sujet, c'est que les polypes muqueux paraissent être plus fréquents chez l'homme que chez la femme, et que contrairement aux polypes fibreux, ils se développent de préférence dans l'âge adulte.

Faut-il avec Gerdy, attribuer une influence au traumatisme sur l'apparition de ces tumeurs, nous ne le croyons pas. Peut-être pourrait-on, avec plus de raison, faire jouer ici un certain rôle aux diverses causes susceptibles d'entretenir ou de développer une inflammation chronique de la muqueuse pituitaire, et, à ce titre il nous suffira de renvoyer le lecteur aux chapitres *coryza chronique* et *rhinite hypertrophique* (p. 70 et p. 78), pour éviter ici des redites inutiles. Peut-être l'hérédité pourrait-elle être invoquée tout au moins comme cause prédisposante de l'affection.

Anatomie pathologique. — Pathogénie. — Avant de passer à l'étude des symptômes qui caractérisent les polypes muqueux des fosses nasales, nous croyons utile de rappeler en quelques mots la structure anatomique de ces néoplasmes et la manière dont ils prennent naissance dans les cavités du nez.

Les polypes muqueux se présentent sous la forme de tumeurs globuleuses, ovoïdes, lisses, unies à leur surface, d'aspect un peu allongées, grisâtres ou gris rosé, en général assez transparentes ou plutôt opalines. D'autres fois, ils sont disposés sous forme de grappes ou de bourgeons semés sur la muqueuse. De consistance habituellement gélatineuse et se laissant facilement écraser sous la pression, ils sont parfois un peu plus fermes surtout lorsqu'ils ont séjourné longtemps dans les fosses nasales. Leur surface est très souvent parcourue par un réseau vasculaire très délicat qui envoie des prolongements dans tous les sens. Enfin ils sont attachés sur la muqueuse par un pédicule plus ou moins large, d'aspect un peu plus nacré, fibreux et le plus souvent aplati. Ce pédicule contient quelques vaisseaux un peu plus volumineux qui servent à nourrir la tumeur, vaisseaux peu nombreux du reste, car les polypes muqueux sont peu vasculaires.

Exceptionnellement, les polypes muqueux sont sessiles et s'implantent sur la muqueuse par une large surface. Ce fait ne s'observe guère que tout à fait au début, alors que le néoplasme commence à se développer, et qu'il est encore très petit. Leur volume peut varier depuis la dimension d'un grain de chenevis jusqu'à la grosseur d'un œuf de poule ; habituellement ils ont le volume d'une amande ou d'une cerise.

Le nombre des polypes est extrêmement variable, rarement uniques, ils sont parfois en nombre très considérable et l'on a cité des observations dans lesquelles les malades avaient 50, 60 et même 80 polypes dans leurs fosses nasales. Dans ce cas, les tumeurs situées aux orifices du nez sont plus volumineuses.

On pensait autrefois que les polypes des fosses

nasales siégeaient à la partie supérieure de la cavité du nez, mais, depuis les intéressantes recherches de Zuckerkandl sur ce sujet, il reste parfaitement établi que ces néoplasmes siègent de préférence sur les parties latérales de la cavité nasale et particulièrement sur les cornets moyens et supérieurs au pourtour de l'orifice semi-lunaire (hiatus semi-lunaris), et des orifices ethmoïdaux, frontaux et maxillaires. Quelquefois ils prennent naissance sur la cloison, ou sur le cornet inférieur, mais ce sont des faits plus exceptionnels. (Voir planches.)

Ce siège fréquent des polypes muqueux au niveau de la région de l'hiatus semi-lunaire permet déjà de comprendre la difficulté que l'on aura à pratiquer une opération radicale et, par conséquent, à éviter les récidives.

Dans quelques cas plus rares, on a trouvé des polypes dans les cavités accessoires du nez (Péan), et Zuckerkandl a cité le fait d'un néoplasme de cette nature placé à cheval sur la paroi qui sépare les cavités du sinus maxillaire de celle du nez. Très rarement ces tumeurs prennent naissance dans les sinus frontaux, sphénoïdaux ou ethmoïdaux.

Structure. — Les travaux des histologistes ont démontré que les polypes muqueux sont constitués par un tissu que Virchow désigne sous le nom de tissu muqueux, présentant une grande analogie avec le tissu qui forme le cordon ombilical.

D'après MM. Cornil et Ranvier, les cellules qui composent ce tissu, se montrent d'abord sous l'aspect de cellules arrondies, qui deviennent plus tard fusiformes et étoilées. Le tissu intercellulaire est formé de fibres très courtes et très fines parsemées de granulations (Billroth), ou de fibres aréolaires remplies de cellules arrondies (Hopman).

D'après Forster, on trouve dans ces néoplasmes toute la série de tissu lamineux, depuis le plus mou jusqu'au plus dur et du tissu fibreux, ce dernier existant surtout au niveau du pédicule. Les polypes muqueux contiennent généralement des glandes muqueuses en nombre variable. Très nombreuses dans quelques cas, elles peuvent d'autres fois faire complètement défaut. Enfin, il n'est pas très rare de trouver dans l'intérieur des polypes muqueux des kystes plus ou moins volumineux, constituant parfois à eux seuls toute une tumeur; mais ce sont là des cavités accidentelles, puisque l'on n'a jamais trouvé de paroi kystique proprement dite. Le contenu de ces kystes habituellement séreux peut devenir graisseux, colloïde ou muqueux (Chiari).

Ces néoplasmes peu vasculaires, ainsi que nous avons déjà eu l'occasion de le dire, ne contiennent pas de filets nerveux [1].

Les polypes muqueux sont revêtus à leur surface d'épithélium cylindrique à cils vibratils dans tous les points où ils ne sont pas exposés aux traumatismes, ou à des contacts répétés; à ce niveau, l'épithélium est pavimenteux.

[1] Une seule fois Billroth aurait trouvé des nerfs dont les fibres venaient se distribuer jusqu'à la surface de la tumeur.

Bien qu'il soit facile, en examinant le pédicule des polypes, de se convaincre qu'ils proviennent du tissu cellulaire de la muqueuse pituitaire, il ne faut pas oublier que ces néoplasmes peuvent contracter des adhérences très solides avec le tissu osseux sous-jacent, au point que bien souvent, au moment de l'opération, la lamelle osseuse sur laquelle est insérée le polype se détache avec la tumeur.

Quant à la pathogénie des polypes muqueux du nez il est généralement admis aujourd'hui, et les recherches de Zuckerkandl sont encore venues confirmer ce fait, que ces pseudoplasmes sont le résultat d'une hypertrophie exagérée de la muqueuse du nez, de ce qu'Hopmann appelle les fibrômes œdémateux mous, tumeurs qui représentent tous les différents degrés d'hypertrophie de la muqueuse depuis le simple gonflement jusqu'au polype lui-même.

Symptômes. — A. *Fonctionnels.* Les symptômes des polypes muqueux, très peu marqués au début, ne deviennent réellement appréciables, en général, que lorsque apparaissent les troubles de la respiration.

Pendant longtemps, le malade ne ressent que les symptômes d'un coryza chronique peu accusé, c'est-à-dire qu'il est enchifrèné ; il éprouve un besoin presque constant de se moucher, de désobstruer ses fosses nasales par une sorte d'expiration bruyante qui ne lui procure du reste aucune amélioration. La sécrétion aqueuse, ou rarement un peu plus épaisse, n'est pas très abondante au début.

A mesure que les néoplasmes se développent davantage, ces divers symptômes s'accentuent à leur tour; la gêne respiratoire devient plus grande au point que le malade est obligé de respirer par la bouche. C'est surtout lorsque le temps est humide et que les deux fosses nasales sont le siège de tumeurs, que l'enchifrènement est plus prononcé; le malade, sentant un véritable obstacle à l'entrée de l'air par le nez, fait des efforts constants pour désobstruer ces cavités. Le sommeil est plus ou moins agité, la respiration bruyante, la mastication et la déglutition difficiles par suite de la nécessité de respirer exclusivement par la bouche. Pour cette même raison, la gorge est sèche, souvent irritée.

L'odorat est presque totalement aboli et, par ce fait même, le goût se trouve plus ou moins altéré.

Si le polype n'occupe qu'une fosse nasale, ou si du moins les deux narines ne sont pas complètement oblitérées, ces divers phénomènes pourront être moins accusés et faire que le malade se préoccupera moins de sa situation.

A ces divers symptômes viennent encore s'ajouter parfois, suivant le siège et le volume des polypes, des troubles du côté des voies lacrymales ou de l'oreille, conséquence de l'obstruction des conduits (canal nasal, trompe d'Eustache) qui font communiquer le nez avec ces deux organes importants.

Plus rarement enfin, apparaissent des troubles nerveux : asthme, migraine, névralgies diverses, etc., dont le mode de production est un peu plus obscur et que nous étudierons du reste plus loin.

D'après Michel, lorsque les polypes sont nombreux

et anciens l'on observerait des douleurs de tête, des éblouissements, la perte de la mémoire, la difficulté pour faire des travaux intellectuels, phénomènes qui paraissent surtout produits par la gêne apportée à la respiration.

Faut-il ajouter que si la tumeur était très pédiculée et peu volumineuse le malade pourrait la sentir remuer. C'est alors que le chirurgien devrait entendre le fameux bruit de drapeau, dont parlent avec trop de facilité certains écrivains, comme s'il s'agissait d'un symptôme fréquemment observé. Ici encore ce bruit peut-être considéré comme absolument exceptionnel

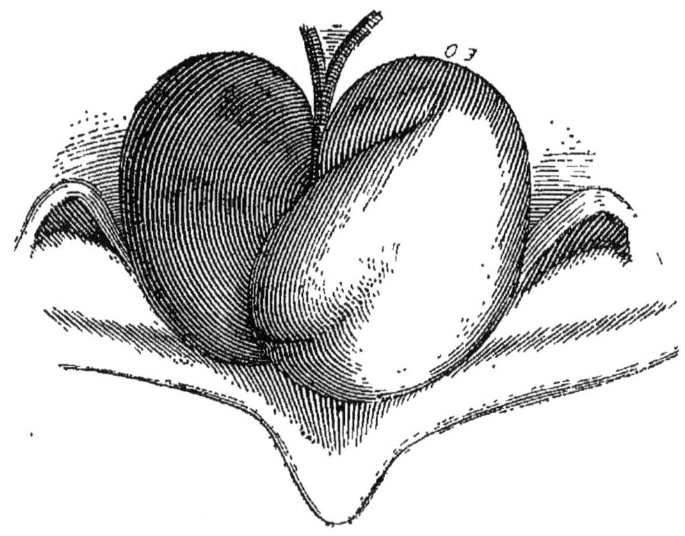

FIG. 25. — Polypes kystiques faisant saillie dans les arrière-fosses nasales et refoulant le voile du palais. (Image rhinoscopique.)

et l'on ne devra pas compter sur ce symptôme pour étayer son diagnostic, puisqu'une simple mucosité desséchée et à moitié détachée est susceptible, bien mieux encore qu'un polype, de produire ce bruit.

B. *Symptômes objectifs.* — L'examen extérieur peut, dans quelques cas, faire songer à l'existence de polypes des fosses nasales, par le développement des ailes du nez et même de la charpente osseuse repoussée au dehors par des néoplasmes très nombreux et surtout très anciens ; car il faut bien dire que généralement les polypes muqueux n'entraînent pas de déformation du squelette. L'existence des polypes muqueux sera surtout confirmée par l'examen direct avec le spéculum.

En effet, aussitôt les narines écartées et le faisceau lumineux projeté dans la cavité du nez, on apercevra une ou plusieurs tumeurs d'un gris sale un peu rosé, d'aspect globuleux, lisse, unies à leur surface, occupant les diverses anfractuosités de la cavité des fosses nasales. Si l'un des polypes est assez volumineux pour venir faire saillie à l'extérieur, la surface de ce dernier pourra offrir une coloration rougeâtre un peu sombre ; l'on retrouvera également cet aspect lorsque les néoplasmes ont été cautérisés, ou lorsqu'ils sont le résultat d'une récidive.

Si l'on fait expirer fortement le malade par le nez, l'on constatera parfois le déplacement de la tumeur et, dans tous les cas le stylet permettra de reconnaître son indolence, sa mobilité et sa forme allongée avec un point d'implatantion pédiculé sur la muqueuse pituitaire.

Si les tumeurs sont à leur début, on apercevra seulement vers le méat moyen une série de petites excroissances rosées, semi-transparentes, sessiles sur la muqueuse, où elles paraissent implantées, mais tout à faire indolores au toucher avec la sonde.

Enfin il pourra encore arriver que l'examen rhinoscopique antérieur ne donne pas l'explication des phénomènes observés, et dans ce cas on devra pratiquer l'exploration de la gorge d'abord, et de la cavité naso-pharyngienne ensuite, avec le miroir rhinoscopique.

Dans le premier cas, en abaissant simplement la langue du malade, on pourra apercevoir derrière le voile du palais une de ces tumeurs grisâtres molles dont nous avons déjà parlé. D'autres fois, ce n'est qu'avec le miroir que l'on arrivera à ce résultat. (Fig. 25.)

Quoi qu'il en soit, il ne faudra pas oublier que lorsqu'on aura aperçu un polype muqueux à ce niveau, on pourra être certain à l'avance qu'il s'agit d'une tumeur assez volumineuse et presque toujours d'un polype kystique[1], parfois même d'une simple poche remplie de liquide attachée par un pédicule plus ou moins aplati sur son point d'implantation.

Marche, durée, terminaison. — La marche des polypes muqueux des fosses nasales est lente, mais continue et progressive. Ils arrivent peu à peu à combler toutes les cavités du nez qu'ils obstruent de plus en plus complètement. Si un traitement approprié ne vient débarrasser le malade de son affection, les tumeurs peuvent arriver à déjeter la cloison du nez du

[1] Cette assertion est basée sur ma pratique personnelle; jusqu'à ce jour, presque tous les polypes muqueux qui avaient leur siége en arrière des fosses nasales étaient extrêmement volumineux (un œuf de pigeon au moins) et ils contenaient une grande quantité de liquide. Enfin, ces derniers me semblent avoir beaucoup moins de tendance à récidiver.

côté opposé à celui dans lequel elles sont le plus nombreuses, le squelette osseux lui-même peut être rejeté en dehors et l'on observe quoiqu'à un degré *bien moindre*, des désordres semblables à ceux qu'occasionnent les polypes fibreux. Arrivés à cette période de leur développement, les néoplasmes font souvent hernie par les orifices antérieurs des narines et dans le pharynx buccal par derrière le voile du palais.

Quant à donner une indication précise sur la rapidité avec laquelle se développent ces tumeurs, le fait est à peu près impossible, les malades ne venant consulter leur médecin que lorsqu'ils sont réellement incommodés par la présence de leurs polypes et la gêne respiratoire qu'ils éprouvent.

La durée des polypes est à peu près indéfinie, puisqu'ils n'ont aucune tendance à disparaître d'eux-mêmes.

Le pédicule d'un polype a bien pu, dans quelques cas très rares, se rompre au moment d'un effort (action de se moucher, éternuments), mais il ne faut point tenir compte des exceptions pour établir une règle générale. Habituellement si un malade est parvenu à moucher un polype, la tumeur n'étant pas seule, l'affection redevenait bientôt ce qu'elle avait été primitivement.

Les polypes muqueux peuvent simplement, lorsqu'ils sont anciens, se creuser de cavités hystiques dont les parois se rompent de temps à autre pour se remplir de nouveau, débarrassant momentanément le malade des ennuis que lui occasionne son affection. Quant à admettre la transformation des polypes muqueux en tumeurs malignes avec Billroth et plusieurs autres auteurs, nous considérons ce fait comme n'étant pas encore bien prouvé.

Diagnostic. — Si les polypes sont assez volumineux pour faire saillie à l'extérieur, ou même pour remplir l'une ou les deux fosses nasales, le diagnostic est généralement bien facile et il suffira d'apercevoir une ou plusieurs tumeurs d'un blanc-grisâtre, semi-transparente, molle, d'aspect gélatineux pour reconnaître aussitôt la nature du mal. Si, au contraire, les néoplasmes sont encore peu développés, il faudra un peu plus d'attention pour ne pas les confondre soit avec une hypertrophie de la muqueuse pituitaire, soit avec les déviations de la cloison, les corps étrangers des fosses nasales, ou les tumeurs malignes.

Nous avons déjà suffisamment insisté sur le diagnostic différentiel des hypertrophies de la muqueuse nasale avec les polypes muqueux pour qu'il soit inutile de nous étendre longuement sur les caractères différentiels de ces deux affections.

Qu'il nous suffise de rappeler que les hypertrophies occupent la partie externe et latérale du nez, qu'il n'existe généralement qu'une ou deux saillies formées par les cornets inférieurs et moyens; que le stylet enfin permet de reconnaître le défaut de mobilité de la tumeur, sa large base. Enfin la disparition momentanée du néoplasme, lorsqu'on le touche avec une solution de chlorhydrate de cocaïne au 1/10 ou 1/15 sera encore un élément précieux de diagnostic plaidant en faveur de l'hypertrophie, puisque les polypes ne peuvent subir des modifications aussi rapides et aussi prononcées sous l'influence de ce topique.

Quant aux déviations de la cloison, la situation, la forme de la tumeur, sa dureté, sa disposition enfin, ne permettent pas une longue hésitation.

Les corps étrangers et les tumeurs malignes offrent des caractères si nets et si tranchés qu'il nous suffira de signaler cette cause d'erreur pour permettre de l'éviter.

Le point difficile parfois à élucider est d'affirmer la présence des polypes muqueux, surtout si l'on a affaire à un malade dont les cornets inférieurs sont un peu tuméfiés et gênent l'exploration des cavités du nez. On devra d'abord faire disparaître cette cause d'erreur et ne se prononcer définitivement que lorsqu'on aura pu inspecter d'une manière convenable les fosses nasales antérieures et postérieures.

Si les polypes siègent en arrière et qu'ils soient peu volumineux, ce qui est du reste fort rare, on pourra dans quelques cas, hésiter entre une hypertrophie de la partie postérieure des cornets et de véritables polypes muqueux ; mais, dans ces derniers cas, il est bien rare qu'il n'existe pas quelque tumeur visible à l'examen rhinoscopique antérieur, et la présence de ces dernières suffira alors à lever tous les doutes.

Signalons encore une dernière cause d'erreur fort rare du reste, les méningocèles. La compression de la tumeur, réductible en général, déterminerait l'apparition de symptômes spéciaux qui devraient éveiller l'attention du chirurgien et le rendre prudent dans son intervention.

Pronostic. — Les polypes muqueux des fosses nasales constituent en somme une affection bénigne, qui gêne simplement les malades. Le seul ennui sérieux est la facilité avec laquelle ils récidivent après leur opération, soit que l'on ait laissé quelque polype qui se développe plus tard, soit que l'on n'ait pu atteindre ces tumeurs jusqu'au niveau de leur point d'implantation.

Complications. — Malgré leur bénignité apparente, les polypes muqueux sont susceptibles d'entraîner des accidents désagréables, dus soit à la gêne de la respiration qu'ils occasionnent, soit à des symptômes d'ordre réflexe parfois très prononcés chez certains individus un peu sensibles et nerveux. C'est ici qu'il convient de placer toute une série de névroses réflexes parmi lesquelles l'asthme occupe le premier rang.

D'autres fois, les polypes obstruant les orifices des sinus frontaux et maxillaires peuvent produire une rétention des sécrétions, et, comme conséquence, une irritation et une véritable dilatation de ces cavités.

Enfin certaines affections de l'oreille, de l'œil et de la gorge peuvent encore être dues à la présence de ces tumeurs, suivant le point qu'elles occupent et la gêne qu'elles occasionnent.

Traitement. — A. *Prophylactique.* — Il consistera simplement à combattre les inflammations chroniques de la muqueuse nasale qui peuvent favoriser le développement des polypes muqueux, et à traiter les hypertrophies de la muqueuse pituitaire par les moyens dont nous avons déjà parlé en traitant cette affection. (Voir p. 87.)

B. *Curatif.* — Les moyens curatifs sont de deux ordres : médicaux ou chirurgicaux. Les premiers peu efficaces comprennent les diverses cautérisations faites dans le but de détruire la tumeur ou d'obtenir son resserrement et son dessèchement (exsiccation). C'est dans ce but que l'on a employé successivement les attouchements, insufflations, prises ou injections interstitielles faites dans l'épaisseur du néoplasme : le tannin, le bichromate de potasse, l'acide chromique, la poudre de sabine, le nitrate d'argent, l'acide acétique, le chrorure de zinc déliquescent (ce dernier moyen étant fort douloureux), etc., etc. ; en somme, toute la série des astringents ou des caustiques dont dispose la thérapeutique. Le nombre même des remèdes employés prouve suffisamment leur inefficacité pour qu'il soit inutile d'insister davantage sur ces moyens lents et tout à fait incertains.

Le ramonage des cavités nasales avec une éponge, recommandé par Hippocrate d'abord et par Voltolini tout récemment, est un moyen que nous nous bornons à signaler.

L'arrachement des polypes avec la pince à polypes, tel qu'il a été employé jusqu'à ce jour et que l'on trouve recommandé dans le cours des livres classiques, est encore un mode de traitement auquel nous devons renoncer.

Que l'on introduise la pince droite ou courbe dans les fosses nasales, les branches rigides de cette dernière sont tellement volumineuses que l'introduction seule de l'instrument occasionne déjà au malade une douleur assez violente.

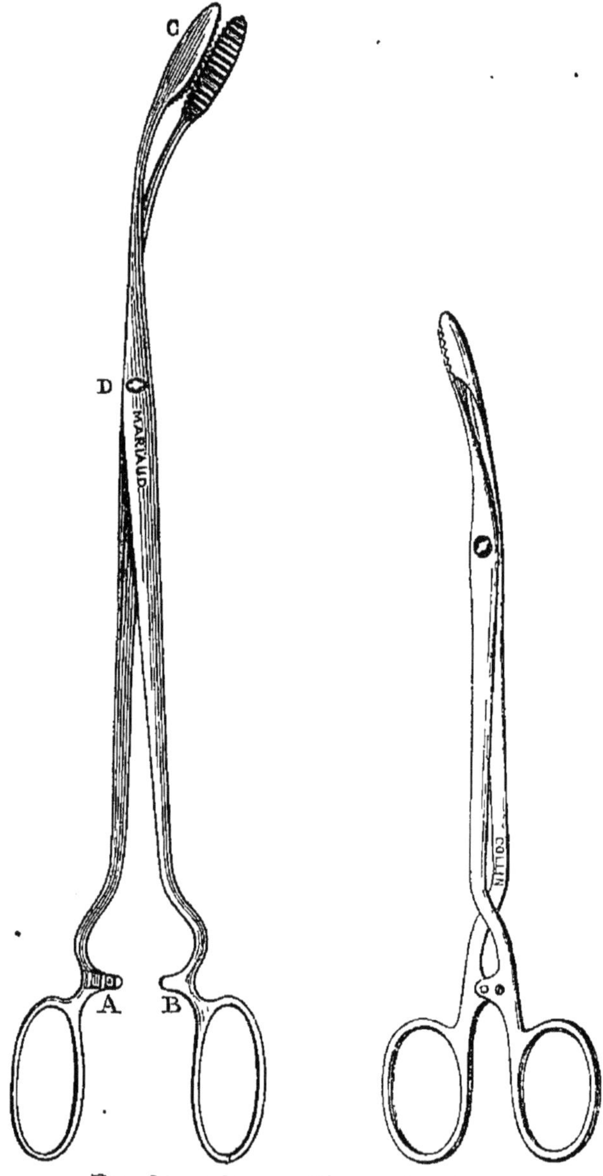

Fig. 26 et 27. — Pinces à polypes.

A et *B* représentant les extrémités de la pince avec des crans d'arrêt [*A*] qui permettent de la maintenir fermée; — *C*, mors de la pince; — *D*, articulation des deux branches de l'instrument.

Cette figure représente la même pince un peu plus petite et moins coudée à son extrémité et fermée.

Ce premier temps accompli, le chirurgien va à la recherche, tout à fait au hasard du reste, de la tumeur qu'il essaie de saisir entre les mors de l'instrument, pinçant la muqueuse à droite et à gauche, occasionnant des déchirures et enlevant parfois, pour terminer, non pas la tumeur, mais un morceau de cornet. D'autres fois, plus heureux, l'opérateur amène un morceau de polype et, de nouveau, il va à la recherche de la tumeur dont il ignore souvent la situation exacte et à plus forte raison le point d'implantation.

Ainsi que le fait remarquer Chiari, l'introduction de l'instrument, l'écartement des branches de la pince occasionnent au malade des douleurs extrêmement vives, des maux de tête et une fatigue considérable. Les déchirures de la muqueuse deviennent parfois la cause de véritables hémorrhagies toujours ennuyeuses pour une opération qui pourrait être si simple. On a même vu produire des fractures ou des luxations dela cloison. Enfin, l'opération pratiquée de cette manière permet d'enlever des lambeaux de polypes, mais non de faire une extirpation radicale, un nettoyage complète des cavités du nez accessibles à l'examen direct. Nous en aurons fini avec les nombreux inconvénients de cette méthode, inconvénients sur lesquels nous ne saurions trop insister, lorsque nous aurons dit que, lorsqu'on arrachait les cornets pour éviter les récidives, on se méprenait singulièrement, puisque ces néoplasmes ne s'insèrent presque jamais sur la muqueuse qui tapisse les cornets.

Une méthode plus sage, conseillée par M. Simon Duplay, consiste à opérer les polypes du nez toujours avec la pince, mais, cette fois, éclairé avec le spéculum et le miroir ; de cette manière, du moins, le chirurgien n'est pas exposé à produire des délabrements inutiles et fort douloureux pour le patient, et, de plus, il peut, avec son instrument, suivre les cavités des fosses nasales.

Toutefois ainsi que le reconnaît le savant professeur, les pinces sont peu commodes et il vaut mieux leur préférer l'opération par la ligature, dite extemporanée. L'on ne réservera les pinces que pour les cas fort rares où les polypes, situés très en arrière vers l'orifice postérieur des fosses nasales, ne peuvent être saisis avec les serre-nœuds ; mais, dans ces cas, on devra toujours se guider avec le miroir pour ne pas aller à tâtons et, très souvent même, il sera préférable d'opérer par la bouche avec la pince rétro-nasale.

Serre-nœuds. — Depuis ces dernières années, c'est-à-dire depuis que l'on pratique l'examen méthodique et rationnel des fosses nasales, tous les moyens précédents ont été avantageusement remplacés par la ligature extemporanée des polypes avec l'anse froide, ou bien l'excision avec l'anse galvanique.

La première méthode (anse froide) convient pour la grande généralité des cas, alors que l'on n'a pas à craindre une hémorragie grave et toujours pénible pour le malade par le tamponnement des fosses nasales qu'elle nécessite parfois (voir *Epistaxis*). Elle est de beaucoup la plus simple, la plus commode et la plus facile à pratiquer pour les chirurgiens en général qui n'ont pas toujours sous la main une batterie galvano-caustique avec tout l'attirail que nécessite cette dernière.

Jusqu'à ces dernières années, on avait employé le polypotome de Wilde, qui n'est en somme, qu'une mo-

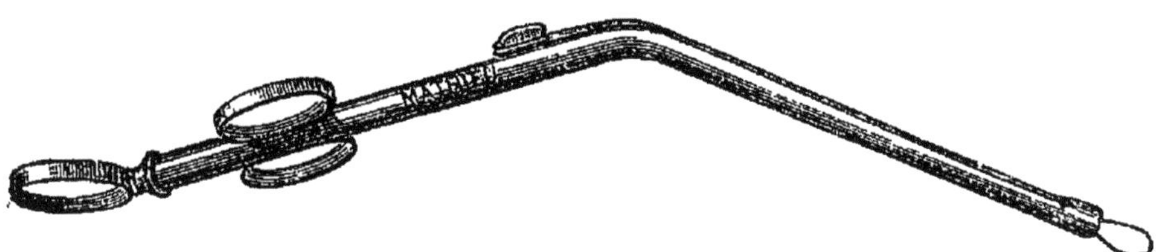

FIG. 28. — Polypotome de Wilde.

dification heureuse du serre-nœud de Maisonneuve, dont il diffère par sa courbure et la possibilité de le manier d'une seule main, condition essentielle pour un instrument de cette nature.

Beaucoup d'auteurs, et je suis de ces derniers, lui préfèrent le serre-nœud de Blacke (de Boston), qui est d'un volume bien moins considérable et bien plus facile à manier que le précédent à cause de sa simplicité extrême.

De plus, la longueur de sa tige recourbée permet d'aller saisir les polypes jusqu'au niveau de la cavité naso-pharyngienne.

Enfin, un autre serre-nœud, très commode pour les tumeurs, siègeant dans le tiers antérieur des fosses nasales, est le serre-nœud du Dr Baratoux.

Ce dernier a sur les précédents l'avantage de permettre, avec une anse relativement très petite, d'enserrer des tumeurs volumineuses, grâce à l'écartement de ses branches, une fois l'instrument introduit dans la fosse nasale. Malheureusement ce dernier devient moins précis lorsqu'il s'agit d'aller un peu avant dans la cavité du nez, car les longues branches que l'on est obligé d'employer dans ces cas chevauchent facile-

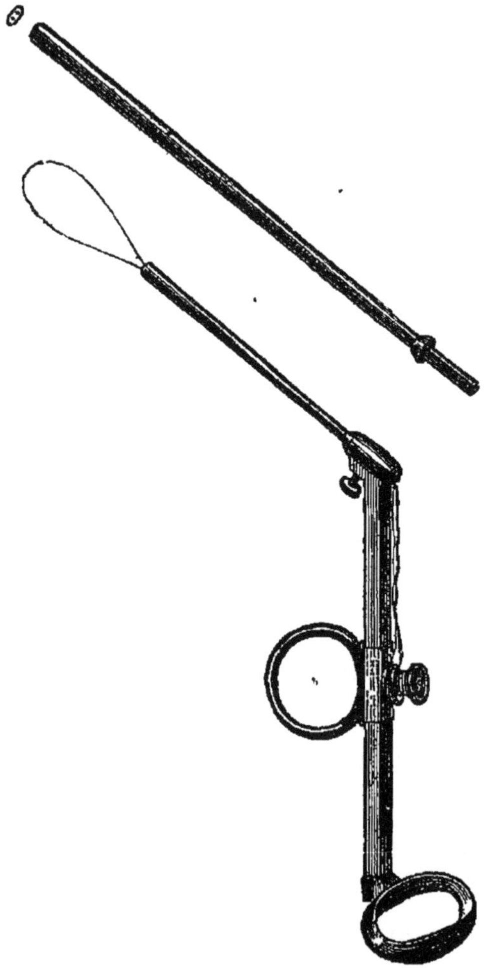

Fig. 29. — Polypotome de Blacke (de Boston).
La tige séparée, plus longue que celle placée sur l'instrument, peut volonté remplacer cette dernière.

ment l'une sur l'autre et enlèvent de la précision et de la sûreté à l'instrument. C'est le motif qui nous empêche de le recommander pour les tumeurs de

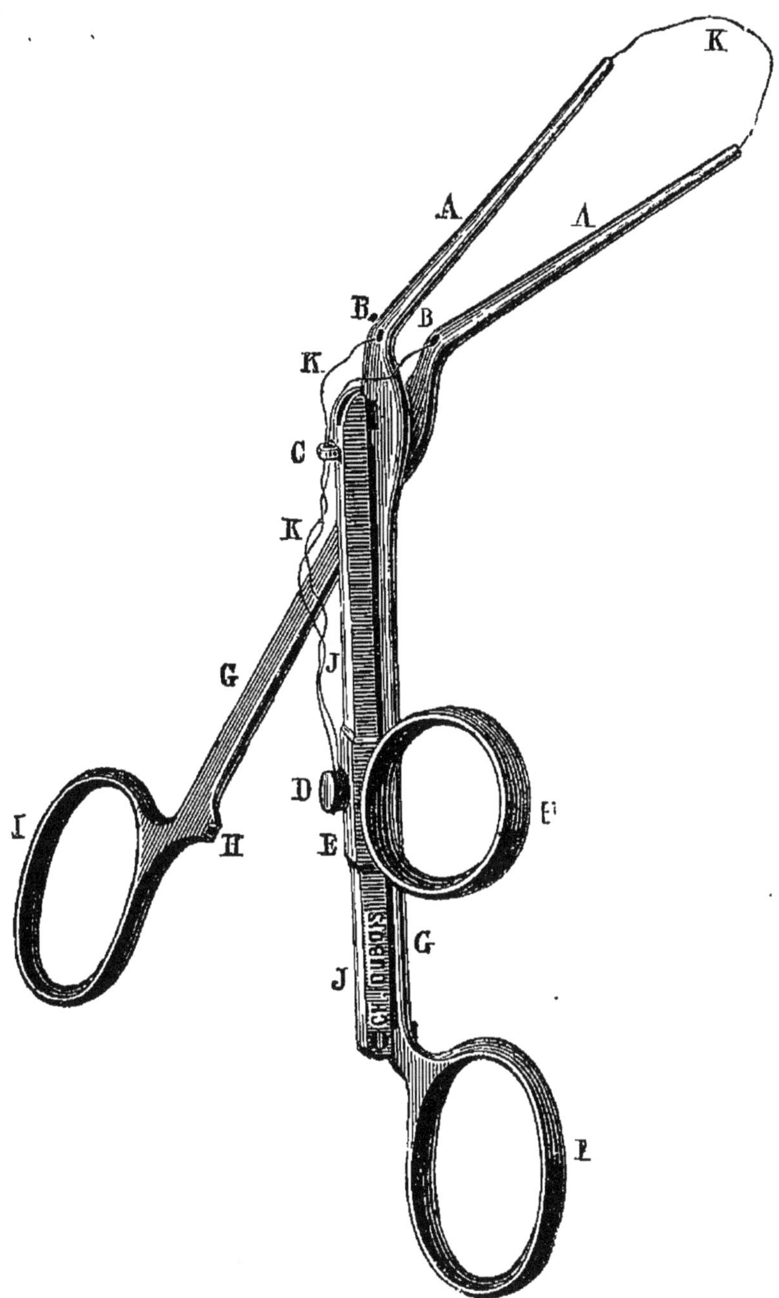

Fig. 30. — Polypotome du Dr Baratoux.

A A, cylindres creux coudées à angles obtus sur les branches *G G*; — *I*. anneau pour passer le pouce et l'annulaire ou le médius; — *H*, mors destiné à maintenir la pince fermée; — *K*, fil de l'anse; — *J*, tige montée sur la branche droite de la pince à laquelle elle ne s'attache que par ses extrémites seulement; — *C*, petit anneau dans lequel passent les deux fils apres leur sortie des trous *B B*; — *E*. curseur muni d'un anneau *F* pour le doigt indicateur et d'un bouton *D* pour attacher les fils. Ce curseur peut se mouvoir sur toute la longueur de la tige.

L'instrument est représenté les branches écartées.

l'arrière-cavité du nez; mais je le répète, je considère ce polypotome comme extrêmement commode pour engager les polypes ordinaires des fosses antérieures dans l'anse froide.

Quel que soit l'instrument que l'on ait choisi, voici comment il faudra procéder pour opérer.

Les narines étant suffisamment dilatées à l'aide du spéculum et le malade étant assis la tête renversée en arrière, comme pour l'examen rhinoscopique habituel, le chirurgien dirige avec son miroir frontal un faisceau lumineux dans la cavité du nez.

La situation et le volume du polype ayant été déterminés à l'avance, l'opérateur tenant le spéculum de la main gauche, introduit avec sa main droite l'anse du polypotome qu'il dirige d'abord le long de la cloison et parallèlement à cette dernière. Fermant alors avec un doigt de la main gauche, la narine opposée à celle dans laquelle il opère, il recommande au malade de faire quelques efforts d'expiration, de manière à projeter le polype en avant et à faciliter son introduction dans l'anse métallique. Lorsque la tumeur est engagée et parfaitement saisie, l'on essaie de remonter autant que possible vers son point d'implantation, vers son pédicule. Une fois le polype, pris, l'on resserre l'anse avec une certaine lenteur et l'on essaie de le sectionner; mais en général si le néoplasme est bien enserré à son pédicule, c'est plutôt de l'arrachement qu'un véritable section que l'on opére, mais l'on ramène dans ces cas la tumeur tout entière et non des lambeaux, comme dans l'opération avec la pince. L'ablation d'un ou de deux polypes est généralement suivie d'un léger écoulement sanguin qui masque le champ opératoire et force l'opérateur à interrompre la séance pour la reprendre quelques jours plus tard, lorsque la cavité nasale est parfaitement détergée. De telle sorte que, si les polypes sont nombreux, plusieurs séances seront nécessaires pour terminer l'opération et opérer le nettoyage complet de la, ou des fosses nasales.

Remarquons encore en passant que, si l'on a affaire à des polypes volumineux occupant l'arrière-cavité du nez, ces pseudoplasmes étant presque toujours de nature kystique, l'opération s'accompagne d'un simple écoulement de liquide séreux, mais elle se fait presque sans effusion de sang, de telle sorte qu'une ou deux séances au plus, suffisent amplement pour débarrasser le malade.

Si ce dernier est un peu nerveux ou timoré, si les polypes sont tellement volumineux, qu'ils emplissent toute la cavité nasale, ou bien encore si la muqueuse du cornet inférieur hypertrophiée gêne la vue de l'opérateur, il ne faudra pas oublier que le chlorhydrate de cocaïne (solution au 1/10) est un agent précieux qui n'on seulement anesthésie la muqueuse, mais rétracte tellement cette dernière, qu'elle vient bientôt se coller exactement sur le squelette osseux dont elle moule tous les contours, élargissant ainsi le champ opératoire. Si, pour l'un des motifs énoncés plus haut, l'on désire employer l'anse galvanique (Voltolini, Bruns, Michel, etc.), l'on devra opérer de la même manière que nous venons d'indiquer précédemment, la seule différence consistera, une fois le polype introduit dans l'anse, à faire passer le courant électrique de manière à sectionner lentement la tumeur avec le fil rougi, au rouge sombre, pour éviter les hémorragies.

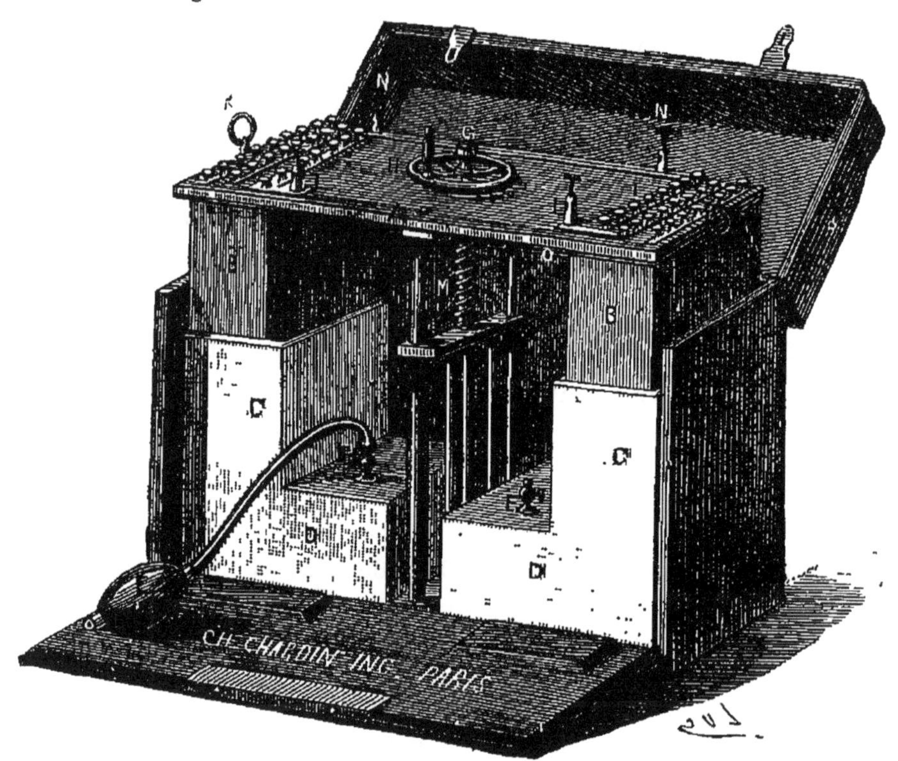

FIG. 31.

Pile galvanique dont le liquide est dans le vase *D* à l'état de repos et passe dans le vase *C* au moyen d'une poire pendant son fonctionnement.

Dans ces cas, il n'est point nécessaire d'employer un fil de platine toujours coûteux et plus difficile à se procurer, car un simple fil de fer, convenablement disposé sur le serre-nœud, remplit très bien les conditions nécessaires pour pratiquer l'excision des polypes avec la pile galvanique.

Le seul inconvénient du galvano-cautère est la brûlure de voisinage que l'on produit parfois si on n'a pas le soin de bien enserrer le polype avant de faire passer le courant, dont il faut diminuer l'intensité à mesure que l'anse se rétrécit.

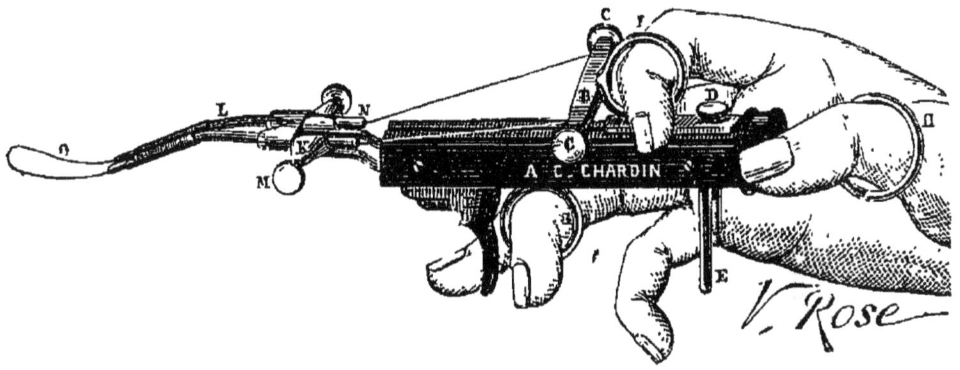

Fig. 32. — Anse galvano-caustique (de Chardin).

A. tige de l'instrument : — *B*. curseur mobile sur toute la longueur de la tige et muni en *C C* d'une vis destinée a retenir le fil *O* ; — *L*. tube coudé, dans lequel passe le fil et pouvant se changer à volonté, et que l'on maintient fixé avec la vis *M*. La main qui tient l'instrument indique la manière dont on doit s'en servir.

Quant aux opérations sanglantes (incision de l'aile du nez, du voile du palais, résection du maxillaire), nous ne croyons pas que de simples polypes muqueux justifient jamais l'emploi de pareils procédés.

L'opération une fois terminée, s'il y a écoulement de sang, on l'arrêtera par l'un des moyens indiqués plus loin. (Voir *Epistaxis.*) Si, au contraire, l'opération s'est faite sans encombre, sans aucune complication, on conseillera au malade de renifler, ou plutôt de faire quelques irrigations nasales avec un peu d'eau tiède additionnée soit de chlorate de potasse, soit même de médicaments antiseptiques, si la suppuration est trop abondante.

Un point important sera d'éviter, dans la limite du possible, les récidives qui, on le sait, se produisent si facilement dans ces cas, surtout lorsque les polypes siègent dans la partie antérieure des fosses nasales. Pour arriver à ce but, une fois les cavités nasales parfaitement déblayées de toute tumeur apparente, le mieux est, je crois, de cautériser les pédicules avec le galvano-cautère pendant plusieurs séance éloignées de plusieurs jours les unes des autres. Bien plus, il est encore nécessaire de recommander au malade de faire examiner ses fosses nasales tous les six mois environ, pendant deux ou trois ans. De cette manière, s'il tend à se produire une récidive on pratiquera encore à quelques cautérisations galvaniques.

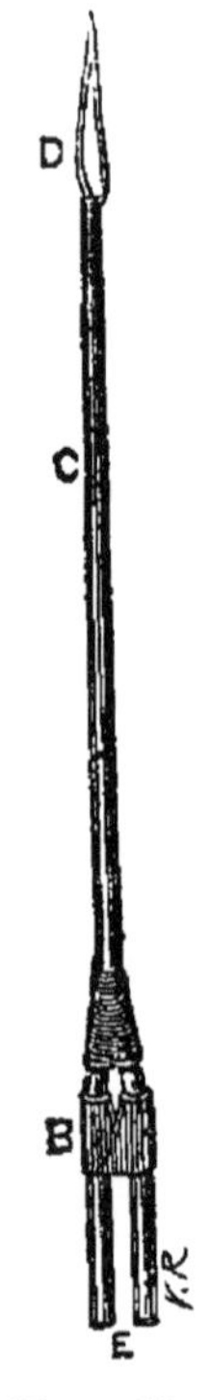

Fig. 33. Cautère galvanique.

C'est ainsi qu'avec un peu de patience de part et d'autre, l'on arrivera à se rendre maître de l'affection et à éviter une nouvelle série d'opérations.

Il est parfaitement inutile d'ajouter que ces cautérisations toutes locales ne sont nullement douloureuses et agissent beaucoup mieux que les cautérisations faites avec des liquides chimiques (nitrate d'argent, acide chromique, etc.). Cependant, à défaut de galvano-cautère, nous recommanderions de préférence l'emploi de ce dernier agent, de l'acide chromique utilisé d'après le procédé d'Hering (voir p. 90), dont nous avons déjà parlé à propos du traitement des hypertrophies de la muqueuse pituitaire; mais il faut bien avouer que la cautérisation galvanique est, dans ces cas, le moyen le plus commode et le plus sûr à employer.

OSTÉOMES

DÉFINITION. — *Sous le nom d'ostéomes, on désigne des tumeurs osseuses recouvertes par la muqueuse pituitaire, dont le caractère essentiel est d'être libres de toute adhérence avec le squelette, ou du moins de n'être relié à ce dernier que par un pédicule étroit.*

ETIOLOGIE. — L'ostéome des fosses nasales est une affection rare que l'on observe le plus souvent pendant le jeune âge ou l'adolescence. La syphilis, la scrofule, le rhumatisme, le traumatisme ont été successivement accusés de produire l'affection, mais il n'y a encore rien de prouvé à cet égard et la syphilis en particulier peut évidemment être exclue d'emblée de cette étiologie, le traitement spécifique n'ayant aucune espèce d'action sur ces sortes de néoplasmes Peut-être les traumatismes, et particulièrement les chutes sur le nez, si fréquentes chez les enfants, expliqueraient-elles, dans quelques cas, l'apparition du mal.

SYMPTÔMES. — Quoi qu'il en soit, presque toujours au début, la maladie passe à peu près inaperçue et ce n'est que lorsque la tumeur a acquis un certain volume, lorsqu'elle devient réellement gênante que le malade se décide à consulter le médecin.

D'abord ce sont de simples démangeaisons, quelques épistaxis ou les symptômes d'un léger coryza chronique qui caractérisent le début du mal ; puis la tumeur augmentant de volume, il survient une gêne plus ou moins marquée de la respiration nasale, l'odorat diminue, et parfois même le malade ressent des douleurs névralgiques qui reviennent sous forme d'accès à mesure que le néoplasme augmente de volume. Ces douleurs sont évidemment le résultat de la compression exercée par l'ostéome sur les filets nerveux de voisinage.

A ce moment, si l'on examine les fosses nasales, très souvent on aperçoit à l'entrée de l'une des narines une tumeur d'aspect légèrement rosé, recouverte par une muqueuse pâle, presque exsangue tellement elle ést tendue, parfois même ulcérée. La surface de cette tumeur est généralement inégale, formant une sorte d'arête dans certains points ; sa consistance est dure, résistante, comme celle de toutes les tumeurs osseuses.

Souvent même la cloison du nez est refoulée vers la narine opposée qu'elle obstrue dans quelques cas. Suivant le volume du néoplasme, le sillon nasogénien peut aussi arriver à s'effacer et la déformation atteindre la joue elle-même.

Si la tumeur se développe du côté de l'œil, on pourra constater l'existence d'une exophtalmie plus ou moins prononcée, du strabisme, de la diplopie et même des altérations plus graves du globe oculaire.

Les douleurs du début augmentent d'intensité en même temps que l'on constate parfois une anesthésie plus ou moins complète de la peau dans les points innervés par les filets nerveux fortement comprimés.

A cette période de la maladie, on peut voir survenir une ulcération de la muqueuse pituitaire trop fortement distendue, et comme conséquençe une carie ou nécrose du tissu osseux. Alors s'établit parfois une suppuration abondante et fétide, avec formation de croûtes brunâtres analogues à celles de la syphilis des fosses nasales.

ANATOMIE PATHOLOGIQUE. — Les ostéomes des fosses nasales, comme les différentes exostoses que l'on rencontre sur le reste du squelette sont composés de tissus osseux proprement dits. Comme dans tous les cas, ces ostéomes peuvent être éburnés ou celluleux (Ollivier). Les premiers sont de beaucoup les plus fréquents, et leur dureté est extrême, au point que plusieurs fois les pinces de Liston et les instruments les plus solides se sont faussés sur des tumeurs éburnées sans les avoir entamées sérieusement.

Les ostéomes celluleux ne présentent pas, comme les premiers, une surface mamelonnée, irrégulière, ils se laissent assez facilement écraser en produisant une, sorte de crépitation bien nette (Richet).

Le volume de ces tumeurs est absolument variable, on a enlevé des ostéomes ayant la grosseur d'une noix et d'autres celui d'une petite orange.

Leur forme est également différente suivant leur volume et leur ancienneté, souvent, ces néoplasmes refoulant les points les moins résistants du squelette de la face viennent se mouler à sa surface offrant des prolongements et des arêtes multiples un peu dans tous les sens.

Enveloppés, ou plutôt revêtus de toute part par la muqueuse du nez, ils sont comme enclavés dans les anfractuosités du squelette *avec lequel ils ne contractent aucune adhérence.* Aussi, dès que la voie par laquelle on doit pratiquer l'extraction est assez largement ouverte, ces tumeurs se détachent avec une facilité vraiment remarquable, étant donné leur forme et surtout leur consistance. S'il existe un pédicule, ce dernier a toujours une surface d'implantation relativement petite.

Quant à la pathogénie des ostéomes, elle est encore trop obscure, et les hypothèses émises soulèvent encore trop d'objections pour qu'il nous paraisse inutile d'entrer à cet égard dans une discussion au moins oiseuse et qui nous forcerait à sortir du cadre que nous nous sommes tracé.

MARCHE, DURÉE, TERMINAISON. — La marche des tumeurs osseuses du nez est extrêmement lente, et dans toutes les observations publiées jusqu'à ce jour, l'on constate que les premiers symptômes éprouvés par le malade remontent souvent à plusieurs années. En général, ce néoplasme augmente peu à peu de volume pour envahir graduellement les organes voisins, le pharynx (Legouet), l'œil (Maisonneuve), ou d'autres cavités, et déterminer alors des symptômes plus ou moins inquiétants et même parfois assez graves pour nécessiter une intervention rapide.

La maladie n'a aucune tendance à guérir d'elle-même et le cas de Helten (cité par Spillmann), dans lequel les os qui enclavaient la tumeur s'étant nécrosés ont permis au néoplasme de sortir à l'extérieur et d'être ainsi éliminé ; ce cas, disons-nous, peut être à juste titre considéré comme absolument exceptionnel.

Diagnostic. — Au début, le diagnostic serait assez difficile, mais comme, à cette période du mal, le malade ne plaint généralement pas, l'on n'a guère à être embarrassé. Dans tous les cas s'il ressentait des douleurs névralgiques intenses, et quelques-uns des symptômes du coryza chronique, le premier soin serait évidemment de chercher dans les fosses nasales l'explication des phénomènes observés, et alors d'intervenir tout à fait au début par une opération sans gravité.

Lorsque le néoplasme a pris un plus grand développement, il ne peut guère être confondu qu'avec une exostose syphilitique par exemple, mais, outre que cette complication est fort rare, le traitement spécifique suffirait pour lever les derniers doutes.

Le confondre avec un polype muqueux ou fibreux n'est guère possible, dans le premier cas, la rénitence et la mollesse de la tumeur suffiraient pour établir sa nature ; et, dans le second, les hémorrhagies, la situation du néoplasme dans la cavité naso-pharyngienne, sa consistance, et même son aspect permettraient bien vite d'éviter la confusion.

Les corps étrangers s'annoncent par des symptômes qui n'ont guère de ressemblance avec ceux des ostéomes, aussi croyons-nous inutile d'insister sur le diagnostic différentiel, dans les cas de ce genre. Du reste, les tentatives d'extraction et les lésions concomitantes unilatérales dans les cas de corps étrangers, ou de rhinolithes, fixeraient bientôt l'attention de l'opérateur.

Avec le Dr Spillmann, nous reconnaîtrons qu'un point plus important serait de distinguer un ostéome éburné d'un ostéome celluleux, car ce dernier pourrait être enlevé par une incision moindre que le premier. La crépitation (Richet) pourrait fournir quelques indications, mais elle ressemble alors à la crépitation sanguine pouvant ainsi égarer l'attention du chirurgien. L'absence de mamelons et de sillons à la surface du néoplasme feront penser de préférence à la nature celluleuse de l'ostéome.

Pronostic. — Abandonnées à elles-mêmes, ces tumeurs prennent un développement de plus en plus considérable et, sortant des fosses nasales, elles arrivent à envahir le pharynx, le sinus maxillaire, les cavités orbitaires et la base du crâne, occasionnant alors des accidents cérébraux des plus sérieux. D'autres fois, ils deviennent la cause d'ulcérations, caries, nécroses et suppurations toujours fort gênantes et désagréables pour les personnes atteintes de cette infirmité. Heureusement il est rare que le malade laisse arriver les ostéomes à un degré aussi avancé; aussi, a-t-on bien rarement l'occasion d'observer les phénomènes ultimes que nous venons de signaler. De plus, une fois opérés, ces sortes de néoplasmes n'ont aucune tendance à récidiver.

TRAITEMENT.— En présence d'un ostéome, il est tout à fait inutile de s'attarder à instituer une médication interne, à moins qu'il ne s'agisse d'accidents tertiaires de nature syphilitique. Ce n'est que par prudence qu'il sera bon d'essayer du traitement mixte, au mercure et iodure de potassium, ou de ce dernier médicament seul, pour éloigner toute idée de spécificité.

Une fois ce traitement d'épreuve terminé, il ne faut pas hésiter à intervenir chirurgicalement et dans ce cas, ouvrir une voie assez large pour permettre l'extraction de l'ostéome. S'il est difficile, pour ne pas dire impossible, de tracer une ligne de conduite absolue pour tous les cas, on peut toujours rappeler que le devoir d'un chirurgien est de faire le moins de dégâts possible et de choisir toujours pour son incision les parties de la face où la cicatrice sera le moins visible, lorsque la tumeur aura été enlevée.

Si l'on est obligé de faire des résections osseuses, on devra, autant que possible, les faire temporaires, en conservant avec soin le périoste.

Lorsqu'on est arrivé sur la tumeur, on pourra, suivant le conseil de Michel, disséquer la muqueuse pour faciliter l'extraction de l'ostéome, en se rappelant que le pédicule généralement nul ou faible, peut, dans quelques cas, avoir des adhérences solides avec les parties sous-jacentes, au point d'exiger leur scission avec le ciseau, la gouje, ou la scie.

Les hémorragies sont habituellement rares ou, dans tous les cas, bien moins abondantes et moins redoutables que lorsqu'on a affaire à des polypes naso-pharyngiens.

Faut-il ajouter qu'une fois l'opération terminée, on rapprochera les parties dures ou molles, de manière à obtenir une cicatrisation rapide et sans de trop grandes déformations du squelette ou de la face. Si quelque organe, l'œil par exemple, avait été refoulé par le néoplasme, il serait inutile de tenter un redressement qui se fera de lui-même par les seuls efforts de la nature.

ENCHONDROMES

Les chondromes des fosses nasales paraissent être des tumeurs rares, ou dont on a rapporté jusqu'à ce jour peu d'observations (Durham, Bryant, Muller, Ure, Richet, Devalz, Casabianca, Verneuil, Heurtaut, etc).

Ces néoplasmes semblent se développer plus particulièrement dans l'enfance, et occuper de préférence le cartilage de la cloison ou le point de jonction de ce dernier avec le plancher des fosses nasales, le cartilage dit de la sous-cloison. Ce sont des tumeurs lisses, arrondies recouvertes par la muqueuse qui, tendue à leur surface, offre un aspect légèrement rosé, un peu grisâtre.

Leur volume peut varier depuis la dimension d'un pois jusqu'à celle d'une noisette ou d'une cerise.

Comme les ostéomes, ces néoplasmes peuvent s'ulcécérer à leur surface et devenir le siège de sécrétions purulentes plus ou moins fétides et abondantes.

Les symptômes que déterminent les enchondromes des fosses nasales ne diffèrent pas de ceux des ostéomes à leur début, et les signes d'obstruction nasale sont les seuls phénomènes qui pendant assez longtemps dominent toute la scène.

Le mode d'implantation des enchondromes, leur consistance, leur insensibilité et leur siège ne permet guère de les confondre qu'avec les déviations de la cloison du nez ; mais, dans ces cas, à la saillie de la cloison correspond une dépression dans la fosse nasale opposée qui lèvera tous les doutes que l'on pourrait avoir sur la nature de la saillie osseuse.

Le pronostic est favorable en ce sens qu'une fois opérés, les enchondromes n'ont aucune tendance à récidiver et que, par conséquent, ce sont des tumeurs bénignes au premier chef.

Le traitement médical n'ayant aucune sorte d'action dans ces cas, ce sera à l'opération radicale qu'il faudra avoir recours. Nous ne saurions établir de règles pour la manière dont on devra pratiquer l'extirpation du néoplasme, chaque cas particulier pouvant réclamer un mode d'intervention différent. Ce sera au chirurgien à choisir le procédé le plus commode pour lui et pour le malade, en évitant autant que possible la production de cicatrices gênantes, vicieuses, ou même disgracieuses.

KYSTES OSSEUX

Dans quelques cas, très rares du reste, on peut observer dans les fosses nasales des tumeurs kystiques renfermées dans une coque osseuse, kystes osseux. M. le Dr Bayer (de Bruxelles) a donné une excellente description de ces sortes de néoplasmes dont il a eu l'occasion d'observer un exemple. D'après cet auteur, il faut le plus souvent rechercher l'origine de ces kystes dans le tissu osseux lui-même ; parfois cependant ils se forment entre le périoste et l'os. Ces sortes de tumeurs peuvent être unis ou multiloculaires. Dans le premier cas, il est rare que la poche soit parfaitement lisse à l'intérieur; elle est généralement traversée par des lamelles osseuses qui la divisent incomplètement; ces néoplasmes sont très souvent circonscrits par un bourrelet osseux, rugueux, dû à l'inflammation chronique du périoste.

Ces tumeurs prennent généralement naissance sur la cloison (Michel, de Nancy), ou les cornets inférieurs ou moyens (Glasmacher, Bayer).

Les symptômes qu'elles déterminent ne diffèrent en rien de ceux des ostéomes, et ils peuvent varier depuis le simple enchifrènement jusqu'à déformation du squelette, suivant le volume de la production morbide.

Leur marche est lente, mais progressive, et le seul traitement applicable, dans ces cas, est ou l'extirpation radicale du kyste, ou l'incision à l'aide du galvano-cautère. Si l'on a affaire à une kyste multiloculaire, il faudra ouvrir chaque loge l'une après l'autre et, à la suite de ce traitement, l'on verra les symptômes occasionnés par le néoplasme disparaître complètement, ou, tout au moins, s'amoindrir d'une manière notable.

PAPILLOMES

D'après Hopmann, les papillomes des fosses nasales seraient beaucoup plus fréquents qu'on ne le suppose en général. Les papillomes se rencontrent surtout chez les malades atteints de coryza atrophique.

Presque toujours ils sont insérés au niveau du bord inférieur du cornet inférieur, sur la cloison ou même sur le plancher des fosses nasales.

Le volume de ces néoplasmes varie depuis la grosseur d'un pois à celle d'une amande : parfois uniques. ils peuvent aussi être multiples et l'on en a compté jusqu'à dix. Leur forme est généralement allongée dans le sens antéro-postérieur, leur surface mamelonnée, tout à fait en choux-fleur, ou uniforme; ils sont d'une coloration gris rosé. Habituellement, ils s'insèrent sur la muqueuse par un pédicule très mince qui se rompt parfois assez facilement, au point que ces néoplasmes ont pu se détacher tout seuls (E. J. Moure) pendant l'action de se moucher.

Les symptômes fonctionnels que déterminent ces tumeurs sont assez insignifiants pour qu'il nous soit inutile de nous étendre longuement sur ce point de la question, l'examen direct étant ici le meilleur moyen de reconnaître l'affection et de déterminer la nature du néoplasme.

Le traitement consiste à pratiquer l'ablation des papillomes soit avec le serre-nœud à froid, soit avec l'anse galvanique, ou même de simples cautérisations du pédicule, ou leur section avec le couteau galvano-caustique.

TUMEURS ÉRECTILES. — ANGIOMES

Les tumeurs érectiles des fosses nasales, quoique peu communes, sont cependant peut-être un peu moins rares qu'on ne l'a supposé jusqu'au jour où l'examen direct est venu poser les bases d'un diagnostif plus précis ou mieux étayé.

Bien souvent ces sortes de néoplasmes, difficiles à apercevoir, sont les causes d'hémorragies rebelles à tout traitement et susceptibles parfois de compromettre l'existence d'un malade par l'anémie qu'elles déterminent (Verneuil, Chiari, Voltolini, Moure, etc.).

L'hémorragie est en effet le symptôme qui domine la situation, appelant ainsi l'attention du malade et du médecin du côté des fosses nasales.

A l'examen direct, on constate, le plus habituellement sur la cloison, et dans le tiers antérieur principalement, l'existence d'une petite tumeur arrondie plus ou moins lisse, sessile sur la muqueuse où elle est implantée, animée de battements isochrones à ceux du pouls, ou même ne présentant pas ce phénomène d'une façon manifeste. Le simple attouchement avec le stylet ou avec le spéculum, au moment de l'examen, suffit pour occasionner une épistaxis plus ou moins abondante. La saillie du néoplasme est dans quelques cas, assez peu prononcée pour que le spéculum appliqué sur la cloison vienne le cacher à l'œil de l'observateur, mais il révèle bientôt sa présence par l'écoulement sanguin qui se fait au moment de chaque examen.

Enfin l'existence d'autres plaques érectiles sur le reste du corps (Verneuil), pourra donner une idée de la nature des hémorragies nasales.

Le meilleur mode de traitement est la destruction de la tumeur à l'aide du couteau galvanique chauffé au rouge sombre. Si le premier attouchement est suivi d'un écoulement sanguin, on ne devra pas pour cela abandonner la partie, mais au contraire continuer les cautérisations jusqu'à disparition complète du néoplasme.

ADÉNOMES

Les adénomes caractérisés par l'hypertrophie des glandes de la muqueuse constituent une affection bénigne en elle-même. Ce qui fait sa gravité, c'est sa tendance manifeste à dégénérer en tumeur épithéliale.

Décrites d'abord par le professeur Robin (1852), ces tumeurs ont été de nouveau étudiées par M. Pagliari dans son travail original (1862), qui en rapporte une observation due à M. Verneuil.

Au début, la tumeur lisse, unie, d'aspect grisâtre,

ressemble assez facilement à un polype muqueux. Toutefois sa consistance est plus ferme, et se rapproche de celle de l'enchondrome.

Sa marche est assez lente tant que la tumeur ne dégénère pas, mais à ce moment elle évolue avec la rapidité de l'épithélioma dont elle entraîne toutes les conséquences et les symptômes. A cette période de la maladie, ce n'est guère que le microscope qui permet d'établir le diagnostic différentiel.

Ce dernier est du reste peu important à faire, car le traitement chirurgical s'impose dans les deux cas, et le plus tôt possible. S'il s'agit d'un adénome pour empêcher sa dégénérescence probable; et s'il on a affaire à un épithélioma, pour éviter son extension et la généralisation du néoplasme.

B. — TUMEURS MALIGNES

SARCOMES, CARCINOMES, ÉPITHÉLIOMAS

D'une manière générale, on peut dire que les tumeurs malignes *primitives* des fosses nasales sont extrêmement rares, et leur étiologie au moins aussi obscure que celle des tumeurs de même nature développées dans d'autres organes. Comme d'usage, on observe surtout ces néoplasmes chez les adultes et particulièrement au-dessus de quarante à quarante-cinq ans, sauf toutefois les sarcomes que l'on rencontre très souvent dans l'enfance, même chez l'enfant en bas âge.

1° Sarcomes. — Les sarcomes prennent généralement naissance sur la cloison du nez, pouvant à leur début être confondue avec les enchondromes, si mais les symptômes qu'ils déterminent sont ici un élément précieux de diagnostic.

Ainsi que le fait observer, avec juste raison, M. le professeur Duplay, les sarcomes ont le triste privilège d'envahir rapidement les cavités supérieures des fosses nasales qu'ils ne tardent pas à combler tout entières, et même à dépasser dans plusieurs cas, occasionnant alors des déformations de la face plus ou moins hideuses.

A cette période de leur développement, il est difficile, pour ne pas dire impossible de reconnaître quel a été leur point de départ.

Symptômes. — Aux symptômes d'obstruction nasales, survenus presque dès le début de la maladie, viennent s'ajouter des épistaxis plus ou moins abondantes, dans l'intervalle desquelles il s'écoule par la narine correspondant à la fosse nasale atteinte, une sécrétion muco-purulente, souvent sanieuse ou caséuse, très fétide, fade et repoussante.

Comme toutes les fois qu'il existe une gêne à la respiration par le nez, la voix est nasonnée, l'odorat aboli ou très notablement diminué.

Enfin, le malade se plaint de violentes douleurs à forme névralgique, occupant toute une moitié de la face, ou même la tête tout entière. Ces douleurs viennent habituellement sous forme d'accès qui tourmentent beaucoup les sujets atteints de cette terrible affection.

A l'examen des fosses nasales, on constate l'existence d'une tumeur au début simplement rouge, un peu bosselée, et plus tard ulcérée, grisâtre, re-

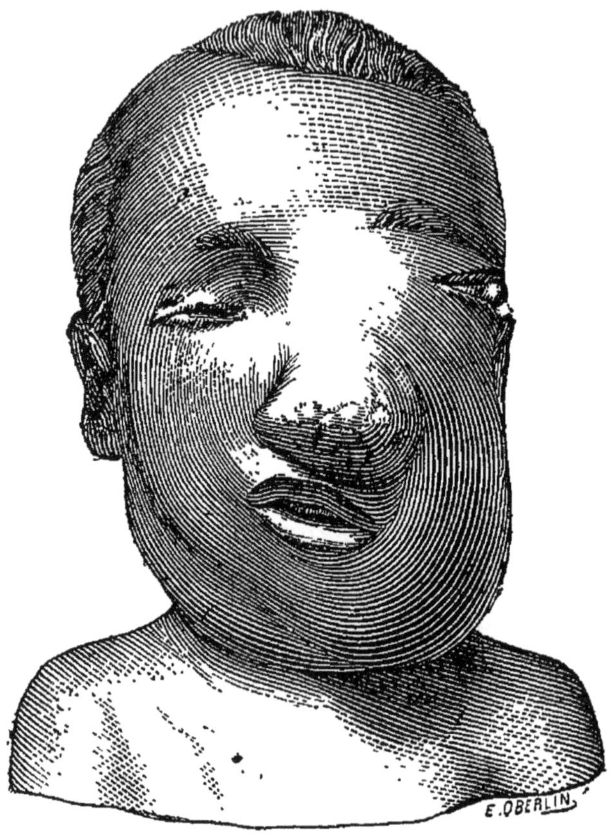

Fig. 34, représentant un enfant de deux ans et demi atteint de sarcome des fosses nasales, opéré de la trachéotomie et ayant succombé aux progrès du mal. (Observé dans le service du Dr Baudrimont, à l'hôpital des enfants, à Bordeaux.)

couverte de sécrétion ichoreuse, putride, saignant au moindre attouchement avec la ouate ou le stylet.

Carcinomes. — Ce que nous venons de dire des sarcomes nous dispense de nous étendre longuement sur les carcinomes qu'il est souvent très difficile à l'examen extérieur de distinguer des néoplasmes précédents. Du reste, une erreur de diagnostic de ce genre ne pouvant être en rien préjudiciable au malade, il nous semblerait oiseux d'insister plus longuement sur les différents caractères microscopiques de ces deux sortes de néoplasmes, nous bornant à cet égard à renvoyer aux traités d'histologie. Toutefois, il conviendra de se rappeler que les carcinomes ne se rencontrant guère que chez les adultes, l'âge du malade sera ici un élément précieux de diagnostic.

Epithéliomas. — Les épithéliomas s'insèrent également sur la cloison du nez mais leur aspect ne diffère pour ainsi dire pas des polypes muqueux. Toutefois, ils sont plus rosés, plus vasculaires à leur surface, saignant au moindre contact. De plus, l'implantation du néoplasme *habituellement unique*, sa marche rapide, son extension vers les parties voisines, les déformations qu'il entraîne, les douleurs précoces qu'il détermine, plus tard, l'ulcération spontanée de la tumeur, avec les conséquences qui résultent de cette complication (épistaxis, sécrétion, fétidité, etc., etc.) et l'apparition de ganglions sous-maxillaires viennent bientôt lever les doutes que l'on aurait pu avoir au début

Comme nous l'avons déjà dit un peu plus haut, la *marche* de ces tumeurs est rapide, envahissante, au point qu'elles s'étendent bientôt non seulement dans les fosses nasales, mais aussi dans les cavités accessoires qu'elles déforment plus ou moins.

Le *diagnostic* est toujours difficile, cependant on

peut dire que, d'une manière générale, toutes les fois qu'on se trouvera en présence d'une production pathologiqne prenant naissance sur la cloison, que sa consistance permettra d'éliminer l'idée de chondrome ou d'ostéome, et sa marche celle d'un abcès, on pourra songer à l'existence d'une tumeur maligne. Mais, lorsque la tumeur sera devenue fongueuse, qu'elle sera ulcérée et bourgeonnante, il faudra toujours penser, avant de porter le diagnostic de tumeur maligne, à l'existence possible d'un corps étranger, puisque, bien des fois, les lésions occasionnées par la présence de ces corps dans les cavités du nez, ont déterminé l'apparition de symptômes tout à fait analogues à ceux des tumeurs malignes. (Voy. *Corps étrangers*, p. 145.)

La présence de ganglions sous-maxillaires engorgés viendra plaider en faveur de l'existence d'un néoplasme malin.

Quant à faire le diagnostic différentiel entre les sarcomes, carcinomes et épithéliomas, nous avons déjà dit combien il était peu important d'établir une différence entre ces trois variétés de tumeurs malignes, puisque, dans tous les cas, le traitement devra être le même.

Ce *traitement*, purement chirurgical, consistera à faire une extirpation aussi complète et aussi hâtive qu'il sera possible du néoplasme observé, dans le but d'éviter les récidives. Dans ces cas, il ne faudra pas hésiter à faire de larges ouvertures, pour mettre à nu le squelette, que l'on réséquera au besoin, pour rendre l'opération aussi complète et définitive, qu'il sera possible de le faire,

RHINOSCLÉROME

Définition. — *On donne ce nom (rhino-pharyngo-sclérome de Këbner), un peu vague, à une affection de la cloison et des parois externes du nez, caractérisée par l'apparition en ces points, de tumeurs sessiles ayant l'aspect de véritables nodosités.*

Décrite pour la première fois par Hébra et Kaposi, en 1870, cette maladie a été observée en Autriche, à Vienne, à Prague, en Italie (Pellizari, Massei et Melle) en Allemagne, et plus récemment en Amérique (Alvarez); par contre, elle constitue une affection extrêmement rare en France. Nous serons assez bref sur la description de cette rhinopathie, facile à reconnaître pour qui a eu l'occasion de l'observer une seule fois. D'après Billroth et d'autres auteurs, elle serait de nature inflammatoire.

Étiologie. — D'après les recherches de Cornil et Alvarez (*Arch. de physiol.*, juin 1885), l'âge des malades atteints, varie de six à vingt-huit ans, mais c'est habituellement de dix-neuf à vingt-cinq ans que commencent à apparaître les premiers symptômes de l'affection. Le sexe masculin semble être plus prédisposé à subir les atteintes du mal.

Le rôle joué par l'hérédité et la contagion semble encore mal défini et peu connu. Quant à la cause réelle de la maladie, on ne peut se borner qu'à de simples suppositions à cet égard.

Symptômes. — Le plus habituellement le rhinosclérome débute par une tuméfaction et une induration d'une partie de la cloison et de la paroi externe du nez. De là, le gonflement, ou plutôt les tumeurs, s'étendent à la peau, aux muqueuses voisines (lèvres gencives, voûtes palatines, arrière-fosses nasales, voûte du palais, pharynx, larynx, etc).

Ces tumeurs se présentent sous la forme de nodosités ou plaques saillantes, dures ou plutôt résistantes, parfaitement limitées et au niveau de la peau faisant corps avec le derme.

Ces nodosités généralement confluentes, forment une seule tumeur à surface irrégulière, mamelonnée, mais lisse et luisante, ayant une coloration rougeâtre plus ou moins foncée.

Dans quelques cas anciens, la production morbide présente des ulcérations superficielles granuleuses, laissant s'écouler un liquide visqueux, qui se concrète à leur surface sous la forme de croûtes jaunâtres, ou brunes.

Il arrive, d'après MM. Cornil et Alvarez, auxquels nous empruntons la plupart des détails qui concernent cette affection bizarre, qu'à l'occasion d'une maladie intercurrente, on observe des poussées à la suite desquelles les tumeurs deviennent plus rouges, plus volumineuses et sont sensibles à la pression.

Le nez est hypertrophié, inégal et d'aspect variable, suivant les points qui sont envahis.

Si la voûte palatine est atteinte, on observe, vers l'union de la portion osseuse et membraneuse, une tache arrondie, rouge, livide, mais peu saillante au début. Plus tard, le voile du palais et les piliers envahis à leur tour, s'épaississent et offrent une infiltration assez considérable, dont l'aspect livide, granuleux par place, lisse et luisant dans d'autres points, est facile à reconnaître. Bientôt après, l'isthme du gosier se retrécit d'une manière notable, au point que la respiration se trouve alors compromise et que le malade succombe asphyxié aux progrès du mal.

Quelques auteurs auraient vu le voile du palais adhérer avec le pharynx (Kaposi), fait assez fréquent dans la syphilis de ces régions.

La trompe d'Eustache peut aussi être atteinte et occasionner des troubles auriculaires; et le larynx lui-même a présenté dans quelques cas des signes bien nets de cette affection (Chiari). Les ganglions ne sont généralement pas engorgés, et la maladie n'a aucune tendance à se généraliser au reste des téguments ou vers d'autres organes.

La tuméfaction de la muqueuse pituitaire ne détermine qu'un simple enchifrènement plus ou moins marqué, suivant l'étendue de la lésion. Les altérations bucco-pharyngiennes, ou même laryngiennes se traduisent par le trouble des fonctions auxquelles président ces différents organes.

Diagnostic.— Le rhinosclérome diffère assez notablement par son aspect des différentes indurations de la peau et des muqueuses et, par sa marche, des autres productions pathologiques pouvant atteindre les parties de l'arbre respiratoire sur lesquelles ils se manifeste.

Le lupus se distingue par sa tendance à s'élever et à gagner en profondeur, à détruire au lieu d'hypertrophier. La syphilis des fosses nasales et du voile du palais se manifeste par des symptômes qui aujourd'hui ne permettent guère l'hésitation.

Enfin, d'après M. Cornil, les tumeurs formées par le rhinosclérome diffèrent absolument de tout autre néoplasme. Certains auteurs, Fritsch, Pellizari et Cornil, auraient en outre découvert dans les nodosités qui constituent cette affection, des micro-organismes n'ayant aucune ressemblance avec tous ceux qu'on connaît dans les néoplasmes ou inflammations chroniques liées à la présence des bactéries (lèpre, syphilis, tuberculose et actinomycose [1]).

La *marche* de l'affection est toujours extrêmement longue et son *pronostic* assez grave, puisque la propagation du mal vers les arrière-fosses nasales, le pharynx et surtout le larynx peut déterminer la mort par occlusion presque complète du conduit aérien. Dans ces cas, la médication nettement indiquée prolonge assez longtemps l'existence des malades.

Traitement. — D'après les auteurs qui se sont occupés de la question, la mort ne serait pas tou-

[1] Pour l'étude anatamo-pathologique de cette singulière affection, nous ne pouvons mieux faire que de renvoyer le lecteur au travail récent de MM. Alvarez et Cornil, *Archives de physiologie*, 30 juin 1885.

jours la conséquence du rhinosclérome. car il est plusieurs malades qui ont pu guérir, grâce à une opération des différentes tumeurs dont ils étaient porteurs. Dans ces cas, il ne restait après l'opération qu'une cicatrice plus ou moins difforme, suivant l'étendue et la nature des tissus enlevés.

L'opération peut se pratiquer soit avec le bistouri, soit plutôt avec le galvano-cautère. L'administration d'iodure de potassium et de toniques à l'intérieur, semble également avoir favorisé la régression des néoplasmes, ou tout au moins et permis d'éviter leur récidive après l'opération.

DÉFORMATIONS DU SQUELETTE

Nous ne nous occuperons pas ici des difformités acquises soit à la suite de fractures avec altération plus ou moins profonde du squelette, soit des lésions graves (carie, nécrose) laissant après elles une déformation de la charpente du nez tout entière ou d'une partie des cavités. Ces diverses altérations ayant déjà été décrites dans les différents chapitres, affectés à l'étude des diverses maladies susceptibles d'engendrer ces destructions variées.

C'est donc principalement les vices de conformation que nous aurons en vue, et sur lesquels nous nous appesantirons, principalement ; ces difformités congénitales constituant une prédisposition à certaines affections de la muqueuse nasale et pharyngienne, et comme conséquence aux maladies de l'appareil auditif et oculaire. Enfin, ces altérations du squelette apportent souvent un obstacle à peu près invincible à la pratique de certaines opérations, et particulièrement au cathétérisme de la trompe d'Eustache.

Avec le Dr Duplay, nous diviserons ces déformation en : *A*, étroitesse congénitale des fosses nasales, et *B*, déviations de la cloison.

A. *Etroitesse congénitale.* — Il est assez fréquent de trouver chez, certains sujets, les cavités et, par conséquent, les ailes du nez aplaties latéralement sans que la cloison soit pour cela assez notablement déviée pour occasionner une obstruction de l'une des narines. Les cornets, peu développés en général, permettent encore assez facilement l'introduction du stylet ou d'une sonde dans l'espace qui les sépare les uns des autres. Cette disposition anatomique normale chez plusieurs individus, n'apporte qu'une gêne très minime à la respiration par le nez et aux fonctions de cet organe.

D'autres fois, le rétrécissement se fait dans le sens vertical : le nez semble comme aplati, ratatiné sur lui-même, et alors la paroi inférieure, au lieu d'être plane ou à peine convexe, présente une voussure plus ou moins prononcée, visible à la seule inspection de la voûte palatine par la concavité qu'elle forme à ce niveau.

Cette disposition s'accompagne généralement d'un ensemble d'autres déformations qui semblent en rapport avec un développement anormal de l'organe de l'olfaction. C'est ainsi que particulièrement le cornet inférieur, vient appuyer sur le plancher des fosses nasales, empêchant l'introduction de toute sorte d'instrument, dans le méat qu'il circonscrit. La cloison est elle-même plus ou moins notablement déviée, les narines regardent en haut et un peu en avant, la lèvre supérieure est courte, les yeux semblent enfoncés dans leurs orbites à cause de la proéminence des os propres du nez. Lorsque cette déformation est très prononcée, les sujets atteints présentent un peu la figure en museau que l'on rencontre dans quelques cas de paralysie faciale très prononcée (Bayer).

Malgré cette étroitesse apparente, les méats moyens se trouvent parfois plus développés qu'ils ne le sont normalement et, par ce fait, la respiration nasale peut être encore possible ou même paraître peu gênée. Mais ces individus ne présentent pas moins une prédisposition considérable à être atteints d'affections chroniques de la muqueuse pituitaire, dont le gonflement vient encore rétrécir davantage des cavités déjà si étroites à l'état normal.

On comprendra que, dans ces cas, les affections de la membrane de Schneider soit plus rebelles au traitement local qu'il est toujours difficile de faire, et l'on verra avec raison dans cette disposition spéciale du squelette du nez une condition fâcheuse venant aggraver le pronostic des affections pharyngées ou celles de l'oreille (trompe), qui sont la conséquence de cet état de choses.

Quant aux autres symptômes qui résultent de l'étroitesse des fosses nasales, tels que le nasonnement, ils ne viennent éclairer en rien le diagnostic d'une conformation toujours facile à reconnaître à la première inspection du malade.

B. *Déviations de la cloison.* — Tous les auteurs (Zuckerkandl, Duplay, Löwenberg, etc., etc.), sont généralement d'accord pour admettre qu'il est rare, et même presque exceptionnel que la cloison soit exactement verticale, sauf toutefois chez les enfants. Ce n'est guère, en effet, qu'à partir de l'âge de sept ans (Zuckerkand), que commence à paraître cette asymétrie [1].

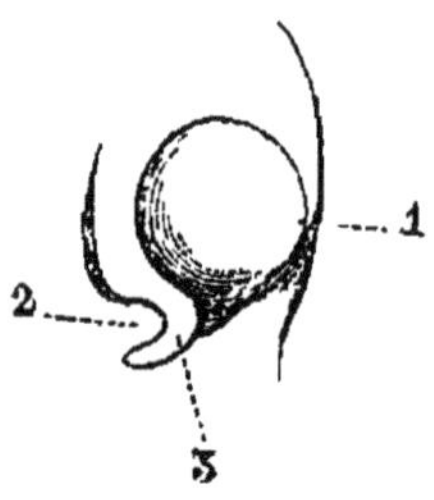

Fig. 35. — Entrée de la fosse nasale gauche, vue au moyen de la rhinoscopie antérieure; le nez est légèrement relevé, le vestibule de la fosse nasale est dilaté avec le spéculum nasi et éclairé au réflecteur (D'après Löwenberg).

1, extrémité antérieure du cornet inférieur gauche; — 2, protubérance de la cloison produite par une déviation horizontale inférieure; — 3, interstice ou le cathéter peut passer.

Lorsque la déviation est légère, elle est sans impor-

[1] Sur 370 crânes d'Européens examinés par le Dr Zuckerkandl 123 étaient symétriques et 140 présentaient une déviation de la cloison et, parmi ces derniers, le septum était 57 fois dévié sur la droite, 51 fois à gauche, et 32 avait la forme d'un S. Sur 103 crânes extra-européens la cloison était 68 fois symétrique et 24 fois seulement asymétriques. Cette différence entre les deux races est si considérable que l'auteur se croit autorisé à dire que la cloison est plus souvent rectiligne chez les peuples habitants hors de l'Europe que chez ces derniers.

tance et, dans ces cas, la cloison forme dans une des fosses nasales une convexité régulière, à laquelle correspond une concavité analogue dans la narine opposée. Si cette déviation latérale et médiane est un peu trop prononcée elle peut rétrécir assez notablement la fosse nasale dans laquelle fait saillie la partie convexe de la cloison; mais généralement ces sortes d'incurvations régulières du cartilage n'occasionnent aucune gêne, à moins qu'elles ne soient accompagnées d'autres lésions de la muqueuse auxquelles elles viennent ajouter leurs symptômes.

Si la déviation est horizontale et supérieure (Lôwenberg), c'est-à-dire, si elle porte sur le haut de la cloison et occupe particulièrement la lame perpendiculaire de l'ethmoïde, sa convexité serait dirigée plus souvent à droite qu'à gauche dans une proportion de 5 à 3 environ (Lôwenberg), fait n'ayant au reste qu'une importance purement scientifique. Cette déviation n'occasionnerait que peu ou point de symptômes, les méats moyens et surtout inférieurs étant toujours assez libres pour laisser la respiration nasale s'accomplir normalement.

Lorsque l'incurvation porte sur la portion inférieure, déviation horizontale inférieure les symptômes qu'elle occasionne sont beaucoup plus prononcés et toujours en rapport avec l'étendue et la grandeur de la partie déviée : « Ces déviations « siègent, dit Löwenberg, exactement à la jonction « du septum osseux et du septum cartilagineux, ou, « pour mieux dire, à l'union du bord postéro-inférieur « du cartilage de la cloison avec le bord antérieur du

« vomer en arrière, et en avant avec la crète qui sur-
« monte la ligne de jonction des apophyses pala-
« tines des maxillaires supérieurs.

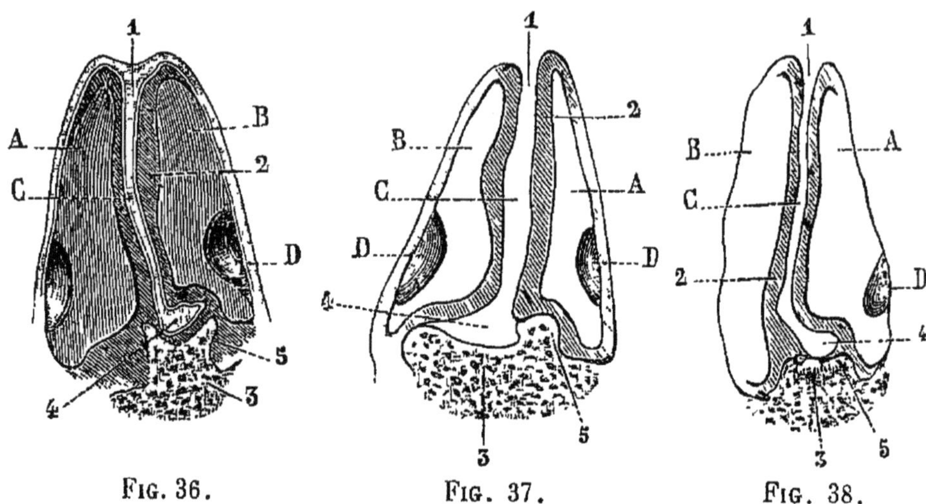

FIG. 36. FIG. 37. FIG. 38.

FIG. 36. 37 et 38 — Coupes verticales à travers la partie cartilagineuse de trois nez différents. (D'après Lowenberg). — La coupe n'àyant pas atteint la partie osseuse du nez, la déviatiou horizontale supérieure qui porte principalement sur la lame perpendiculaire de l'ethnoïde ne s'y trouve point indiquée. Il en existe cependant une trace dans la fig. 37 où cette déformation s'étend jusqu'à la partie supérieure dd cartilage de la cloison.

A, section verticale de la fosse nasale droite ; — *B*, section verticale de la fosse nasale gauche ; — *C*, section de la cloison ; — *D*, extrémité antérieure du cornet inférieur ; — 1, cartilage de la cloison ; — 2, membrane de Schneider qui le revêt des deux côtés ; — 3. partie osseuse de la cloison ; — 4, renflement inférieur du cartilage de la cloison ; — 5, lèvres osseuses du vomer

« Là où cette déviation existe, elle provient de ce « que la partie osseuse de la cloison et la partie carti- « lagineuse ne se trouvent pas dans le même plan « vertical, mais se réunissent sous un angle diédre- « saillant vers un côté et qui constitue précisément « la déviation. Lorsqu'elle s'étend jusqu'à l'extrémité

« antérieure de la jonction de l'os et du cartilage, « elle y forme des protubérances ou éperons qui « siègent à la partie antérieure, inférieure et interne, « des fosses nasales, là où cette jonction se termine ».

Lorsque ces déviations sont très prononcées elles forment des saillies, ou plutôt des arêtes considérables, au niveau desquelles la muqueuse est pâle, exsangue, tellement elle est tendue et parfois même ulcérée. La cloison semble comme affaissée sur elle-même, en quelque sorte repliée ; et à la saillie d'une narine correspond, du côté opposé, une dépression, toujours un peu moins profonde et un peu moins prononcée que la convexité avec laquelle elle est en rapport.

Dans quelque cas plus rares, la déviation est double, c'est-à-dire que la convexité supérieure dans une narine occupe la partie inférieure du côté opposé. On a alors une déviation qui rappelle assez bien la forme d'un S, avec des contours un peu moins arrondis, plus ou moins épais et anguleux.

Presque toujours, cette asymétrie est accompagnée d'une saillie osseuse partant de la cloison qu'elle occupe dans toute sa longueur, devenant plus mince vers son extrémité libre et ayant la forme d'un crochet (Zuckerkandl, Haas, Heule, Köhler, Michel, etc.), saillie qu'il est très facile d'apercevoir à l'examen rhinoscopique antérieur et souvent postérieur, c'est la variété décrite par Langenbeck sous le nom d'exostose de la cloison, dont elle peut occuper les différentes parties ; le volume et la forme de ces saillies osseuses est également très variable. Comme les déviations elles n'apparaissent guère qu'après l'âge de sept ans.

Enfin, d'autres fois, la déviation est tellement irrégulière, qu'elle échappe à toute description. la cloison semble avoir subi une sorte de torsion sur elle-même, ou bien elle présente une série de replis et de saillies dirigés dans tous les sens.

Très prononcée dans la partie antérieure des fosses nasales, les déviations sont généralement moins marquées à mesure que l'on s'avance dans la cavité du nez ; mais, chez certains sujets, elles peuvent occuper toute la longueur du septum se modifiant plus ou moins dans leur forme et leur disposition à mesure qu'elles deviennent plus profondes.

Les *symptômes fonctionnels* occasionnés par les déviations de la cloison sont tous le résultat de l'obstruction plus ou moins grande de l'une ou des deux fosses nasales. Il nous paraît inutile d'y insister ici.

Ce que nous avons dit au sujet de l'étroitesse congénitale des cavités du nez, des prédispositions qu'elles créent aux affections de la muqueuse pituitaire et des obstacles qu'elles apportent au cathétérisme de la trompe d'Eustache, trouvera encore ici sa place, mais nous avons suffisamment insisté un peu plus haut sur ces diverses particularités pour que nous n'ayons pas à en reparler.

Les déviations de la cloison méritent surtout d'être signalées à cause des erreurs de diagnostic qu'elles peuvent occasionner. Souvent on a confondu les saillies qu'elles présentent avec des polypes muqueux qu'il sera cependant facile de reconnaître à leur pédicule et surtout à leur consistance gélatineuse. Les ostéomes au début, les exostoses surtout, présentent plus de points de ressemblance avec ces dispositions congénitales ou acquises du septum, mais la forme de la tumeur, sa situation, la concavité observée dans la fosse nasale correspondante à celle vers laquelle est tournée la déviation, seront autant de signes qui permettront de reconnaître la nature de la lésion.

Le *pronostic* absolument bénin dans les cas légers est plus grave si la déviation est très prononcée à cause de la gêne apportée par cet obstacle à la respiration nasale et à l'écoulement au dehors des sécrétions de la muqueuse pituitaire. Enfin, il n'est point rare de voir souvent, au niveau des arêtes formées par la muqueuse, des ulcérations susceptibles d'entraîner la carie et la nécrose du cartilage avec ses conséquences habituelles. Les affections rebelles des organes de l'ouïe et du canal nasal peuvent encore résulter de cette disposition normale observée dans les deux fosses nasales.

Le *traitement* est des plus difficiles à appliquer. Dans les cas légers, on se bornera à éviter les gonflements et inflammations de la muqueuse nasale par les moyens ordinaires, et cela dans le but d'empêcher l'obstruction de ces cavités de se produire. Si la déformation est un peu plus prononcée, mais curviligne, on pourra employer les divers appareils redresseurs dela cloison imaginés par le Dr Juraz (d'Heidelberg), appareils prothétiques que l'on peut varier à l'infini suivant les cas, et qui rendent surtout quelques services dans les luxations de la cloison ou les déviations peu prononcées, occupant la partie inférieure du cartilage.

Malheureusement, si la déviation est très saillante en forme de coin ou d'arête, les appareils redresseurs ont l'inconvénient d'abord d'avoir peu d'action sur ces sortes de déformations du squelette et ensuite d'occasionner parfois des érosions ou même des ulcérations de la muqueuse.

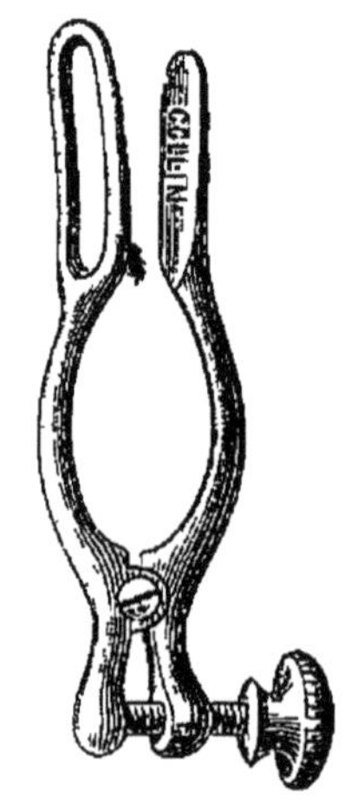

Fig. 39. — Appareil redresseur de la cloison, dont on capitonne les surfaces destinées à appuyer sur les points déviés.

Quant au traitement chirurgical, il ne devra être employé que lorsque la déviation, très apparente à la vue, déterminera des troubles physiologiques assez sérieux pour nécessiter une intervention de ce genre. Dans ces circonstances, il faut pratiquer la résection de la cloison soit avec des ciseaux ou un fort bistouri.

Parmi les autres vices de conformation du squelette osseux, nous devons encore citer les perforations et les absences totales de la cloison des fosses nasales (Blandin, Fernet), et la division des parois du nez (Boyer, Thomas, de Tours), sans bec-de-lièvre concomitant et les défauts de perforation des fosses nasales que l'on trouve cloisonnées par une lamelle osseuse plus ou moins épaisse. Ce sont évidemment là des faits tellement exceptionnels qu'il suffira de les signaler, sans insister davantage sur les particularités qui distinguent chacun de ces cas. Nous n'aurons pas non plus à nous étendre sur les moyens de remédier à ces diverses altérations, le chapitre rhi-

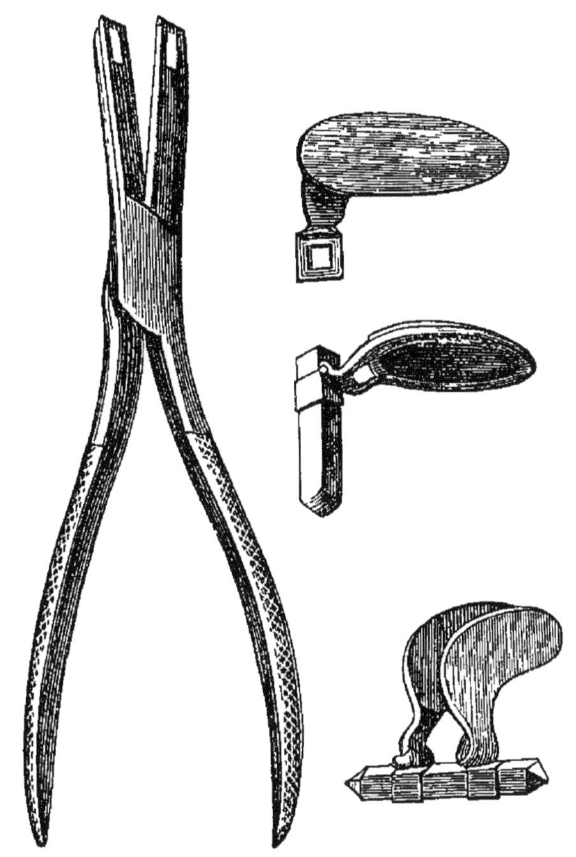

Fig. 40. — Appareils redresseurs de la cloison du Dr Delstancle.

noplastie ayant été longuement étudié dans tous les traités de pathologie chirurgicale, auxquels nous nous bornons à renvoyer le lecteur.

EPISTAXIS

Définition. — *On donne le nom d'épistaxis à l'hémorragie des voies nasales.*

Etiologie. — On comprendra facilement la fréquence des hémorragies nasales si l'on se rappelle que les cornets sont entourés d'un tissu spongieux contenant de grandes cavités remplies par des vaisseaux. De plus, la cloison du nez elle-même est d'une richesse extrême en vaisseaux artériels et veineux qui sillonnent sa surface et deviennent facilement variqueux.

D'après les différentes causes susceptibles de produire l'écoulement de sang par le nez, on peut diviser les épistaxis en : traumatiques, spontanées ou idiopathiques, symptomatiques et supplémentaires.

A. *Traumatique.* — Comme ce nom l'indique, les épistaxis sont la conséquence de coups ou chutes sur le nez, et dans ces cas, l'hémorragie peut se produire de plusieurs manières : tantôt c'est un simple décollement de la muqueuse avec rupture de quelques vaisseaux, tantôt c'est une fracture et une lamelle osseuse qui vient déchirer la muqueuse pituitaire. D'autres fois encore, le sang filtre à travers une éraillure de paroi osseuse, comme le fait se produit dans certains cas de fracture du crâne.

Enfin, les épistaxis peuvent encore être le résultat de traumatismes beaucoup plus légers ; comme, par exemple, dans la simple action de se moucher, ou d'opérations pratiquées dans la cavité du nez (extirpation de polypes, résection de la cloison, cautérisations galvaniques, etc., etc.).

B. *Spontanées* ou *idiopathiques*.— L'épistaxis spontanée la plus rare[1], ne se rencontre guère qu'au moment de la puberté et particulièrement chez les garçons ; parfois après un exercice violent ou une simple fatigue intellectuelle, d'autres fois sous l'influence de l'action de la chaleur (soleil, feu, etc.), enfin dans quelques cas rares, sans causes bien appréciables.

Quelques auteurs pensent que l'hérédité est susceptible de jouer un certain rôle dans la production des épistaxis, et Babington cite l'observation d'une femme dont toute la génération, particulièrement le côté des femmes, fut atteint d'hémorragies nasales. L'épistaxis s'observe également à la suite de la diminution de la pression atmosphérique dans les ascensions de montagnes élevées et surtout dans les hautes ascensions faites en ballon. Dans ces cas, l'épistaxis n'est qu'un phénomène accessoire se manifestant en même temps que les hémorragies des autres muqueuses.

C. *Symptomatiques*. — L'épistaxis peut être le symptôme presque obligé d'une affection générale,

[1] Il ne faut pas oublier en effet que certaines épistaxis, souvent considérées comme étant d'origine spontanées, sont la conséquence de lésions (tumeurs diverses, ulcérations) de la muqueuse pituitaire passées inaperçues.

ou l'indice d'une maladie locale de la muqueuse pituitaire.

1° Causes générales. — C'est ainsi que, dans le premier groupe, nous trouvons certaines fièvres exanthématiques telles que la rougeole, l'érysipèle, la scarlatine, la variole, la fièvre intermittente, la fièvre typhoïde, la trichinose, et quelques affections susceptibles d'entraîner une altération du liquide sanguin, telles que l'hémophilie, le scorbut, la leucémie, l'urémie, etc. A côté de ces maladies, nous pourrions placer les différents processus pathologiques dans lesquels la pression sanguine se trouve augmentée dans les vaisseaux soit d'une manière active, comme dans certaines congestions ou inflammations de la muqueuse pituitaire, telles que le coryza aigu, l'hay-fever, la migraine, quelques affections du cœur, l'hypertrophie par exemple, soit d'une manière passive, par stase veineuse, comme dans les cas de compression vasculaire par des tumeurs, ou les efforts de toux convulsive (coqueluche, etc.), ou les altérations du rythme de la respiration (dyspnée, apnée, etc.).

2° Causes locales. — On comprendra que nous ne nous étendions pas longuement sur les différentes affections de la muqueuse nasale susceptibles d'occasionner des épistaxis, puisque nous avons signalé l'existence de ce symptôme lorsque nous avons décrit chacune des maladies dans lesquelles il est susceptible de se montrer. Il nous suffira de rappeler que les hémorragies s'observent dans la plupart des tumeurs des fosses nasales, sauf toutefois les polypes muqueux, et les papillomes; qu'elles sont surtout fréquentes dans les cas de dilatation des vaisseaux variqueux, d'angiomes, de polypes naso-pharyngiens, de carcinome, sarcome et d'épithélioma; qu'elles surviennent très souvent à la suite de l'introduction de corps étrangers ou d'ulcérations de la pituitaire.

D. *Supplémentaires.* — L'épistaxis peut enfin être supplémentaire d'un flux normal ou habituel, tel que la menstruation ou les hémorroïdes, soit que ces écoulements de sang aient été supprimés ou encore qu'ils aient simplement diminué. D'après Puech, le nez serait l'organe par lequel s'établirait le plus rarement la suppléance des fonctions utérines.

C'est ainsi qu'il aurait observé la présence d'hémorragies stomacales 32 fois, par le sein 25, par les poumons 24, et seulement 18 par les fosses nasales. Quoi qu'il en soit, il faut se rappeler la possibilité du fait et, le cas échéant, en présence d'épistaxis régulières, savoir interroger les malades dans ce sens pour bien fixer son diagnostic.

Symptômes. — Les *épistaxis traumatiques* qui sont généralement les moins abondantes, se font soit par une, soit par les deux narines et même par le pharynx, dans quelques cas. Rarement les vaisseaux sont rompus et le sang transsude simplement à travers une éraillure de la muqueuse, à moins qu'il ne s'agisse cependant de traumatisme grave.

Le diagnostic est du reste facile dans ces cas, puisque toujours, ou du moins la plupart du temps, la cause de l'hémorragie est connue du médecin.

Les *épistaxis spontanées* s'annoncent parfois par des prodrômes assez prononcés pour que les médecins habitués à voir survenir chez leurs malades ces sortes d'écoulement de sang, puissent prédire leur apparition. Ce sont les symptômes de la congestion céphalique, tels que la lourdeur de tête, des bourdonnements, du vertige, de la rougeur de la face, etc., qui annoncent l'apparition prochaine de l'épistaxis.

Généralement, quelle que soit la cause de l'épistaxis, l'écoulement du sang se fait par une seule narine et lentement, presque goutte à goutte. Très rarement, au contraire, l'écoulement est pulsatil, isochrone aux battements du cœur. La quantité de sang perdue peut être extrêmement variable, c'est ainsi que l'hémorragie nasale se borne parfois à quelques gouttes de sang, tandis que d'autres fois, les malades perdent une quantité de sang assez considérable (6 litres, Johan Peter; 4 kilos et demi, Martineau), pour rester ensuite profondément anémiés et même succomber à des hémorragies abondantes ou trop fréquemment répétées, à des intervalles de temps très rapprochés. Ce dernier symptôme s'observe surtout dans les épistaxis symptomatiques de tumeurs malignes des fosses nasales, ou de petites dilatations variqueuses des vaisseaux.

Examen. — Comme le fait remarquer avec juste raison Michel, et avec lui, la plupart des auteurs, il est très difficile à l'examen rhinoscopique de reconnaître le point de la muqueuse qui fournit le sang; et si l'examen direct ne révèle pas l'existence d'un néoplasme susceptible d'occasionner ce symptôme, il faudra se rappeler que, très souvent, les épistaxis que l'on serait tenté d'appeler spontanées, sont la conséquence de petites ectasies des vaisseaux de la muqueuse nasale. Il suffira dans ce cas de détruire ces parties de la muqueuse pour voir aussitôt disparaître les hémorragies qui en étaient la conséquence.

Marche, durée, terminaison. — Sauf quelques cas très graves, l'écoulement de sang s'arrête de lui-même soit par la formation d'un caillot obturateur venant combler la fosse nasale et oblitérer le vaisseau qui fournit le sang, soit par la contraction vasculaire.

Cependant, ainsi que nous avons déjà eu l'occasion de le dire, si l'épistaxis est abondante et répétée, l'anémie d'abord et même la mort peuvent en être la conséquence.

La durée de l'épistaxis est assez variable, parfois le sang cesse de couler après quelques minutes, tandis que, dans quelques cas, l'hémorragie se fait pendant plusieurs heures, si l'on n'intervient pas d'une manière active pour l'arrêter. Dans ces cas, lorsque l'écoulement a duré assez longtemps, il peut se faire que le malade très affaibli, soit pris d'une syncope qui arrête l'épistaxis, ou l'on voit ce même accident se produire au moment où le chirurgien arrête l'écoulement du sang par l'un des moyens que nous indiquons un peu plus loin. D'autres fois encore, si la syncope n'a pas suffi pour arrêter l'hémorragie, le sang peut s'écouler le long du pharynx jusque dans le larynx, les voies aériennes et devenir ainsi la cause d'accidents graves.

Diagnostic. — Le premier point est d'établir l'origine de l'hémorragie, le sang pouvant venir des voies digestives ou respiratoires, aussi bien que de la muqueuse pituitaire.

Si l'on assiste au début du saignement, ce diagnostic devient facile, de même que si l'on voit le malade pendant l'hémorragie. L'absence d'efforts de vomissements, et l'écoulement régulier du sang par l'une ou les deux narines, suffisent pour éliminer les hémorragies d'origine gastrique. Cependant il faut bien se rappeler que si l'épistaxis s'est faite pendant le sommeil et si le malade a avalé son sang qu'il vomit ensuite au réveil, le diagnostic pourra être un peu plus difficile, mais ici l'inspection du nez rendra quelques services, puisque l'on aura parfois l'une des fosses nasales encore remplie de sang coagulé et souvent desséché à l'orifice de l'une ou des deux narines. De même, l'absence de toux, de râles dans la poitrine, et les caractères du sang répandu, permettront d'éloigner l'idée d'une hémorragie bronchique ou pulmonaire.

Les épistaxis traumatiques graves, en dehors des commémoratifs qui indiquent l'origine de l'écoulement sanguin, sont généralement accompagnées d'hémorragies auriculaires qui ne permettent guère l'hésitation.

Les épistaxis symptomatiques se reconnaîtront aux autres symptômes qui accompagnent ou précèdent l'apparition de ce phénomène.

Enfin, le diagnostic de la cause première de l'hémorragie pourra, dans quelques cas, être assez difficile. Si l'épistaxis est symptomatique d'une tumeur, l'examen direct de l'organe, pratiqué par l'un des moyens dont nous avons parlé plus haut (voy. *Rhinoscopie*), suffira pour révéler son existence. Si, au contraire, une première inspection de l'organe n'indique la présence d'aucune sorte de néoplasme, il faudra songer à ces sortes de dilatations variqueuses des vaisseaux, situées très souvent à l'entrée de l'une des narines et sur la cloison médiane. On pratiquera alors l'examen de l'orifice antérieur du nez, en enfonçant très peu le speculum dont les valves suffisent, dans quelques cas, à cacher la partie de la muqueuse pituitaire qui fournit le sang. Enfin, il ne faudra pas oublier que ces petites ectasies ou même ces petites tumeurs vasculaires peuvent être situées assez haut sur les cornets moyens ou supérieurs, par exemple, pour échapper à un examen rhinoscopique minutieusement pratiqué.

Si l'écoulement du sang s'arrête en comprimant les ailes du nez, on sera presque certain que l hémorragie a son point de départ au niveau du tiers antérieur des fosses nasales.

Les épistaxis supplémentaires se reconnaîtront à la régularité avec laquelle elles se renouvellent, à l'absence, la diminution ou la disparition des pertes cataméniales.

Pronostic. — Le pronostic est, comme on le suppose, extrêmement variable ; absolument bénin dans la plupart des cas ; il acquiert parfois une gravité assez considérable, pour que la mort puisse être la conséquence directe de l'hémorragie, ou de l'anémie occasionnée par cette dernière.

Quelques auteurs ont même supposé que la fréquence des épistaxis, pendant l'adolescence, était un indice de tuberculisation pulmonaire devant se manifester plus tard, mais il faut bien avouer qu'aucun fait probant n'est venu à l'appui de cette hypothèse, qui semble tout à fait théorique.

En résumé, il est rare que les épistaxis occasionnent la mort, si le malade, ou plutôt le médecin, interviennent en temps opportun, avant que l'hémorragie n'ait déjà amené une déplétion notable du système vasculaire.

Traitement. — Si l'écoulement du sang est peu abondant, le mieux est de ne rien faire, car, dans ce cas, l'épistaxis s'arrête d'elle-même au bout de quelques instants. De même l'on n'aura aucun traitement à instituer si l'hémorragie est symptomatique d'une fièvre éruptive ou si elle est supplémentaire. Ce ne serait que si elle était trop abondante, au point de menacer la vie du malade, qu'il faudrait intervenir. Dans ces derniers cas, s'il tend à se produire soit de l'anémie aiguë par suite de la perte abondante de sang, soit de l'anémie chronique par la répétition fréquente des hémorragies, on devra recourir à l'un des moyens que nous allons indiquer.

Le premier mode d'hémostase consiste à comprimer assez fortement, entre le pouce et l'index, les ailes du nez contre la cloison médiane, en ayant la précaution de faire incliner la tête du malade un peu en avant, de manière à éviter l'écoulement du sang dans le pharynx, par les arrière-fosses nasales. On obtient ainsi la formation d'un caillot obturateur qui formant tampon, suffit en général pour arrêter l'écoulement sanguin après dix minutes ou un quart d'heure de compression régulière. Pendant ce temps, on conseille au malade de ne pas parler et de respirer doucement pour éviter tout mouvement du voile du palais.

Quelques auteurs (Morgagni, Valsalva, etc.) recommandent de remplacer la compression externe par la compression directe faite avec deux doigts introduits dans chaque narine et allant le plus haut possible, de manière à former bouchon à l'orifice et à comprimer directement le point d'où sort le sang, si ce dernier vient de la partie antérieure des narines, fait le plus fréquent.

Au lieu des doigts qui s'appliquent toujours assez mal sur les parties que l'on veut comprimer, on se servira avec plus d'avantage d'un tampon de ouate sèche ou imbibée d'une solution assez légère de perchlorure de fer. Si un seul tampon ne suffit pas, on en mettra un deuxième destiné à fixer le premier et à le maintenir dans la position qu'il doit occuper. Afin de pouvoir retirer facilement ces tampons, il sera utile de les attacher avec un peu de fil, soit reliés les uns aux autres, en queue de cerf-volant, comme on le fait pour l'utérus, soit attachés séparément. Les pinces à disséquer ou même le doigt suffisent pour introduire ces tampons dans les narines antérieures.

Si cette méthode échoue, soit qu'elle soit mal

appliquée, soit que les tampons ne portent pas sur le point qui fournit le sang, avant d'arriver au tamponnement complet dont nous allons parler plus loin et qu'il faudra réserver pour les cas graves, on pourra avoir recours aux injections astringentes (alun, sulfate de zinc, nitrate d'argent, vinaigre, tannin, perchlorure de fer, etc.), ou aux pulvérisations faites avec ces mêmes liquides. Toutefois, les injections et les reniflements ont l'inconvénient de dissoudre les caillots, de les détacher lorsqu'ils sont formés, empêchant ainsi l'arrêt complet de l'écoulement sanguin.

Si l'on aperçoit le point qui fournit le sang, on se trouvera bien d'une cautérisation locale faite au fer rouge (galvano-cautère) ou à défaut de ce dernier, au nitrate d'argent cristallisé (crayon).

Le public en général et quelques praticiens emploient encore la voie réflexe, tels que le froid (clefs, glace, etc.) appliqué sur des points éloignés, comme la nuque, les seins chez la femme, le scrotum chez l'homme. D'autres, recommandent l'emploi de sinapismes à la nuque, aux mollets, aux cuisses, ou bien il font élever les bras au-dessus de la tête. Ces méthodes peuvent donner des résultats satisfaisants dans les cas d'épistaxis légères qui s'arrêteraient facilement par tous les moyens que nous venons d'énoncer et peut-être même d'elles-mêmes; mais ils sont insuffisants dans les hémorragies graves, et l'on ne devra guère s'attarder à l'emploi de ces procédés s'ils ne donnent pas un résultat rapide. C'est alors qu'il convient de recourir au tamponnement des fosses nasales tout entières en avant et en arrière.

Dans quelques cas on peut pratiquer le tamponnement des fosses nasales par l'orifice antérieur des narines, en se bornant à introduire avec une pince à polype, ou une simple pince à disséquer un peu longue, des tampons de ouate que l'on pousse d'avant en arrière jusqu'au niveau de l'orifice postérieur des

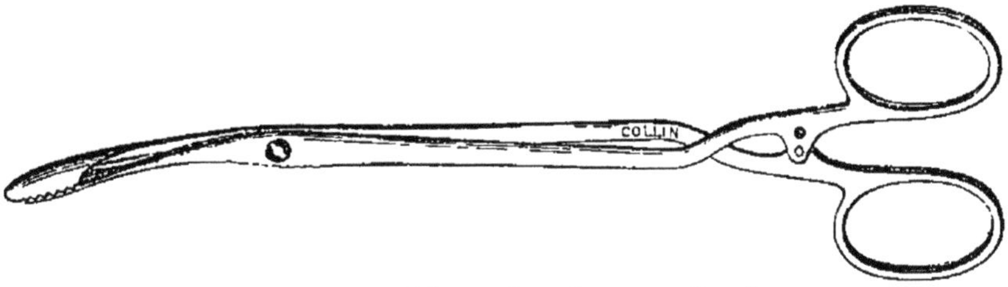

Fig. 41. — Pince à polype ordinaire.

narines, remplissant ainsi toute la cavité du nez avec des tampons reliés les uns aux autres avec du fil (en queue de cerf-volant). Quelques auteurs recommandent simplement l'emploi de lanières de linge (Tompson, Smyly, etc.) sèches ou imbibées de solutions astringentes telles que le tannin (Curtius), de perchlorure (Gilrath) ou de sulfate de fer (Richardson), mais cette sorte de tampon est non seulement difficile à introduire, mais il risque de produire des érosions de la muqueuse, et il est de plus, très gênant pour le malade. La ouate au contraire, soit sèche et préalablement désinfectée (boriquée), ou humide imbibée de solution astringente concentrée (tannin ou perchlorure de fer), a l'avantage de se mouler plus facilement et plus exactement sur toutes les anfractuosités de la cavité nasale, et, par conséquent, de former un tampon plus complet et plus facile à appliquer.

Si l'on est obligé de pratiquer le tamponnement des arrière-fosses nasales, on pourra procéder de deux manières, soit directement en passant derrière le voile du palais avec une pince recourbée *ad hoc*, à l'extrémité de laquelle on placera le tampon obtura-

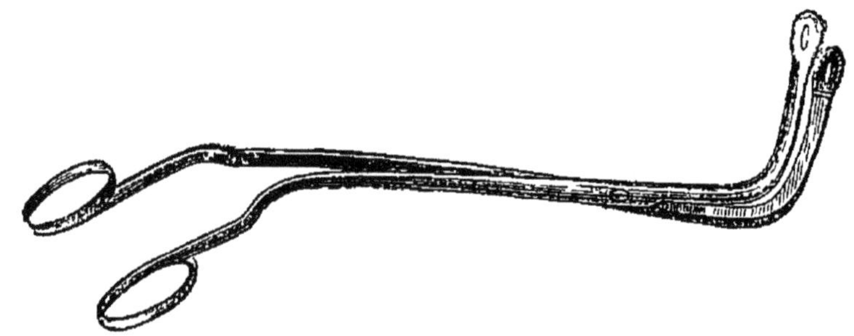

Fig. 42. — Pince à double courbure pour passer derrière le voile du palais et tamponner les arrières fosses nasales.

teur; soit par les narines antérieures à l'aide d'un fil porté jusque dans le pharynx, et à l'extrémité duquel on fixe un morceau d'ouate ou d'éponge destiné à obturer l'un des orifices postérieurs des fosses nasales.

Le premier mode de traitement, difficile à employer, réclame une certaine pratique de la part du médecin et une disposition un peu particulière du voile du palais, derrière lequel on ne passe pas toujours facilement, surtout étant donné que l'on opère pendant une hémorragie. Ce moyen est surtout praticable pour le tamponnement préventif, dans les cas d'opérations, devant être pratiquées sur les cavités du nez, ou lorsque les narines sont imperméables par suite de la présence de tumeurs dans leur intérieur.

La seconde méthode consiste à faire pénétrer, par le nez, jusque dans le pharynx, un fil que l'on retire par la bouche et à l'extrémité duquel l'on attache le tampon de ouate ou autre. Retirant ensuite

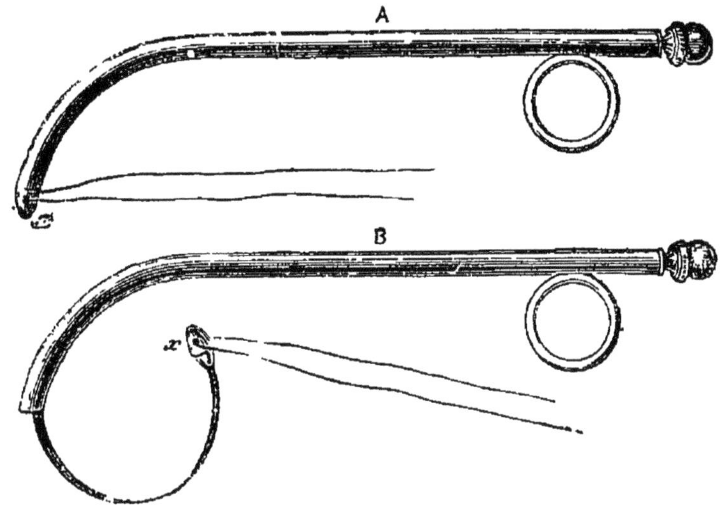

Fig. 43. — Sonde de Belloc ouverte et fermée, munie d'un fil.

le fil par la narine, on conduit ainsi avec le doigt ou la pince, le tampon par derrière le voile du palais, jusqu'à l'orifice postérieur des fosses nasales. C'est l'ancien mode de tamponnement qui se pratique et se fait même encore de nos jours avec la sonde de Belloc; mais il faut avouer que cette dernière, souvent difficile ou douloureuse à introduire, à cause de son volume et de sa courbure exagérée, est avantageusement remplacée par une petite sonde en gomme ou en caoutchouc durci, ramollie dans de l'eau chaude. Ces dernières ont en effet l'avantage de suivre toutes les sinuosités du nez, de se conformer à toutes les déviations de la cloison ou des cornets, et d'arriver facilement dans le pharynx, jusque derrière le voile du palais, d'où on les retire au dehors avec une pince ordinaire. Le maniement est ensuite le même que celui de la sonde de Belloc, c'est-à-dire qu'il consiste à attacher à l'extrémité de la sonde un ou plusieurs fils, suivant les besoins, et à retirer ces derniers, porteurs de tampon à leur extrémité libre, par la narine dans laquelle a été introduit la sonde.

Les fosses nasales postérieures étant convenablement obstruées, il reste ensuite à pratiquer le tamponnement des cavités antérieures du nez par les moyens dont nous avons déjà parlé.

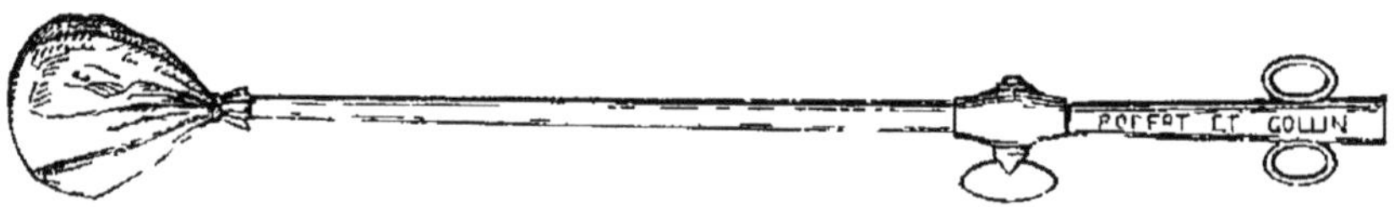

Fig. 44.— Tampon à air, que l'on gonfle une fois introduit dans les fosses nasales.

Après vingt-quatre, trente-six, ou quarante-huit heures au plus, il est nécessaire d'enlever les tampons qui se putréfient facilement et répandent une odeur désagréable[1].

Si l'hémorragie se reproduit, suivant son abondance, l'on aura encore recours à l'un des moyens que nous venons d'indiquer.

[1] Haberston aurait même observé un cas de pyohémie consécutif au séjour trop prolongé de tampons placés dans les fosses nasales. (*The Lancet*, 27 février 1875.)

Quoi qu'il en soit, une fois l'hémorragie arrêtée, il sera utile de pratiquer l'examen du pharynx pour bien s'assurer que le sang ne continue pas à s'écouler de ce côté et que le malade ne l'avale pas. Pour éviter cet inconvénient on fera encore pencher la tête du malade un peu en avant.

Faut-il ajouter que si l'épistaxis a été assez abondante pour amener de l'anémie, on traitera cette affection par les procédés habituels (fer, quinquina, toniques, etc., etc.). L'on essaiera ensuite d'éviter le retour des hémorragies en soignant d'abord la cause qui détermine leur apparition et ensuite en prescrivant l'emploi d'astringents locaux. De même il sera utile d'administrer quelques hémostatiques à l'intérieur. Parmi ces derniers, nous citerons le seigle ergoté, l'ergotine, le perchlorure de fer, le tannin, le sous-acétate de plomb, etc., etc. Tous ces moyens n'agissent évidemment que si les hémorragies sont reliées à de légères affections de la muqueuse et particulièrement à ces dilatations variqueuses sur lesquelles nous avons déjà insisté. Dans ces derniers cas, les cautérisations locales à l'acide chromique, ou mieux encore au galvano-cautère, amenant la disparition des ectasies veineuses, feront disparaître l'hémorragie qui en est la conséquence.

TROUBLES DE LA SENSIBILITÉ

ANOSMIE

DÉFINITION. — *Sous le nom d'anosmie, on désigne la perte plus ou moins complète du sens de l'odorat.*

ETIOLOGIE. — L'anosmie peut être congénitale ou acquise.

A. *Congénitale.* — Elle est congénitale dans les cas d'absence complète des lobes olfactifs, faits dont on a du reste cité quelques exemples.

B. *Acquise.* — L'anosmie acquise, la seule qui nous intéresse directement, peut succéder soit à l'inspiration réitérée et persistante d'odeurs fortes; dans ces cas, l'anosmie se produit de la même manière que l'amaurose à la suite d'une impression lumineuse trop vive et trop longtemps prolongée.

Le tabac tannant en quelque sorte la muqueuse et détruisant peu à peu les filets du nerf olfactif peut aussi amener la perte de l'odorat. De même cette dernière s'observe dans les cas de coryza atrophique détruisant avec les couches de la muqueuse les cellules olfactives.

Les douches nasales froides ou mal dirigées, et surtout les *aspirations d'eau froide et pure, souvent répétées*, peuvent encore altérer plus ou moins et même annihiler complètement le sens de l'odorat.

Toute cause susceptible d'occasionner une obstruction nasale, telles que l'inflammation aiguë ou chronique de la muqueuse pituitaire peut aussi provoquer l'anosmie à un degré variable suivant l'intensité de la cause qui produit cette lésion.

Il va sans dire que les traumatismes séparant les filets nerveux, tels que les fractures de la base du crâne, les altérations du nerf olfactif lui-même sont encore autant de causes susceptibles au premier chef, d'amener la perte de l'odorat.

D'après quelques praticiens, le pigment serait nécessaire pour que l'olfaction puisse se faire, c'est ainsi qu'il semble établi que les animaux les plus foncés sont ceux chez lesquels ce sens est le plus développé. De plus, tout le monde connaît l'exemple du nègre d'Hutchinson, rapporté par tous les auteurs. Ce nègre étant devenu peu à peu blanc, vit également son odorat diminuer de plus en plus, au point que ce sens disparut tout à fait avec le pigment de la peau.

Désormais il est acquis qu'à l'exemple des autres sens l'odorat s'affaiblit avec l'âge.

Enfin, certains auteurs pensent que l'affection peut être héréditaire, d'autres qu'elle peut survenir sans cause appréciable, ou qu'elle est dans quelques cas sous la dépendance de la diathèse rhumatismale (?). Ce sont évidemment là de simples hypothèses que nous devons nous borner à indiquer sans leur accorder trop d'importance.

Symptômes. — Le principal symptôme est évidemment ou la diminution notable ou la perte complète de l'odorat, soit d'une manière définitive, soit au contraire pour un certain temps. Les anosmies momentanées s'observent surtout dans les cas d'inflammations de la muqueuse pituitaire, lorsqu'il existe un néoplasme, ou une cause d'obstruction de l'une ou des deux fosses nasales. On les rencontre encore à la suite d'impressions olfactives un peu fortes et prolongées. Du reste, il faut bien reconnaître aussi que l'odorat est un des sens qui s'émousse le plus facilement et le plus vite par l'habitude. C'est ainsi qu'un parfum violent, agréable ou désagréahle qui impressionne vivement la muqueuse olfactive de prime abord ne tarde pas après quelques instants, d'être perçu d'une manière bien plus atténuée.

Lorsque l'odorat est diminué et à plus forte raison tout à fait aboli, non seulement le malade ne sent plus les odeurs, mais le goût lui-même se trouve profondément altéré, C'est ainsi que la personne atteinte ne perçoit plus la saveur des aliments, ne goûtant que l'amer ou le doux, l'acide ou le sucré. Tout le monde a, du reste, plus ou moins éprouvé cette sensation, d'une manière momentanée, pendant la période d'acuité d'un coryza aigu, alors que le gonflement de la muqueuse pituitaire rend la respiration par le nez à peu près impossible. Aussi nous n'insisterons pas plus longuement sur l'exposé des symptômes qui caractérisent une affection, somme toute des plus faciles à reconnaître.

Observons que les personnes atteintes d'anosmie se mouchent peu, la secrétion de la muqueuse pituitaire étant sinon arrêtée au moins très ralentie ; qu'elles prennent plus difficilement que d'autres des coryzas. Si elles étaient auparavant, sujettes à contracter cette affection, ce fait devient alors très évident. De même la membrane de Schneider ayant perdu en partie sa sensibilité tactile est moins sensible qu'à l'état normal, et l'attouchement direct de la muqueuse provoque moins l'éternument ou le larmoiement, phénomènes si faciles à produire à l'état normal.

Anatomie pathologique. — La pathologie de l'anosmie est très obscure dans quelques cas, et très difficile à établir, puisque la maladie n'est pas de nature à entraîner la mort et que par conséquent il est rare que l'on ait eu l'occasion de faire l'autopsie des sujets atteints de cette affection.

Sauf les cas où l'on a constaté l'absence congénitale des lobes olfactifs, les lésions les plus fréquemment observées ont été des lésions cérébrales siégeant dans le lobe droit (Ball, Krishaber), des abcès au niveau des lobes olfactifs ; des érosions de lame criblée de l'ethmoïde, des dégénérescences des filets nerveux et enfin des altérations de la muqueuse ayant entraîné l'atrophie et souvent la disparition des cellules de Schultze. Ce sont évidemment ces altérations du tissu muqueux et, par conséquent, des cellules nerveuses qu'il contient, qui déterminent la plupart des anosmies acquises que l'on a l'occasion d'observer.

Diagnostic. — Le diagnostic de l'affection elle-même est généralement facile puisque le malade vient consulter le médecin pour la perte de l'odorat. Quant à la cause de l'affection, elle peut être plus difficile à saisir, et ce seront les anamnestiques et l'examen direct de l'organe qui pourront fournir des indications précieuses au praticien. L'examen surtout permettra de reconnaître l'état de la muqueuse pituitaire, l'absence ou la présence des lésions de ce côté. De même l'examen avec le stylet revèlera le degré de sensibilité de cette membrane, enfin l'aspiration d'odeurs plus ou moins fortes indiquera le degré de l'anosmie.

PRONOSTIC. — S'il existe une lésion cerébrale, il est évident que le pronostic sera grave par le fait même de l'existence de cette altération dont la perte de l'odorat ne sera qu'un symptôme accessoire. Si, au contraire, l'anosmie est la seule affection dont se plaigne le malade, le pronostic n'aura aucune gravité, car il s'agira somme toute d'une simple infirmité (parfois agréable), ne pouvant en aucune façon compromettre l'existence.

Si l'anosmie est la conséquence d'une lésion appréciable de la muqueuse, elle disparaîtra probablement avec cette dernière, mais si ce symptôme ne peut être rattaché à aucune altération visible à l'examen direct, il est fort à craindre que la perte de l'odorat ne soit alors définitive et devienne une gêne pour le malade à cause des troubles de la gustation qui en sont la conséquence. Certaines professions, telles que celles de courtiers ou marchands de vins dans nos pays, se trouvent même gravement compromises par l'impossibilité où est le sujet atteint de déguster tant avec le nez qu'avec le palais les vins soumis à son appréciation.

Traitement. — Le traitement consistera, comme toujours, à traiter la cause de la maladie, si cette dernière peut être reconnue d'une manière bien nette. Si l'anosmie est la conséquence d'une affection aiguë de la muqueuse pituitaire, elle ne réclamera aucun traitement spécial, l'odorat revenant de lui-même lorsque l'affection aura elle-même disparu. S'il existe une inflammation chronique des fosses nasales, on la traitera, suivant sa nature, par les différents moyens que nous avons indiqués dans chacun des chapitres où nous avons traité de ces différentes maladies.

Enfin, lorsqu'il ne n'existera aucune cause locale d'anosmie on essaiera alors de l'électrisation directe faite sur la muqueuse pituitaire au niveau des méats moyens, dans les points où s'épanouit le nerf olfactif.

Les courants induits, très faibles sur tout au début, sont évidemment préférables aux courants continus qui auraient l'inconvénient de produire des escharres.

Quelques auteurs recommandent l'emploi du sulfate de quinine à l'intérieur, ou une poudre composée de sulfate de strychnine et de talc.

Sulfate neutre de strychnine. .	5 à 10 centigr.
Talc pulvérisé	āā 5 grammes.
Sous-nitrate de bismuth . . .	
Iris pulvérisé.	25 à 50 centigr.

L'on conseillera au malade de priser la poudre précédente trois et quatre fois par jour.

Malheureusement, il faut avouer que tous les moyens employés échouent la plupart du temps ; et, pour ma part, je n'ai jamais obtenu que des améliorations très passagères, mais jamais définitives, et encore moins la guérison de la maladie.

PAROSMIE

Définition. — *Sous le nom de parosmie, on désigne la perversion du sens de l'odorat, et surtout la perception d'odeurs désagréables et fétides.*

Etiologie. — Les causes de cette affection peuvent être multiples et assez faciles à reconnaître ; ou bien, au contraire, obscures et même impossibles à découvrir.

La parosmie se montre comme symptôme du catarrhe purulent du nez, et des arrière-fosses nasales, dans les caries osseuses, surtout lorsque ces dernières ont leur siège au niveau de l'ethmoïde. Quelques auteurs ont fait de la perversion momentanée de l'odorat un aura épileptique. La perception de mauvaises odeurs est assez fréquente chez les névropathiques, chez lesquels elle atteint dans quelques cas des proportions très marquées.

De même nous pourrions invoquer ici les différentes causes susceptibles de produire l'abolition complète de l'odorat ; car il n'est point rare d'observer chez les individus atteints d'anosmie une perversion marquée de l'odorat. C'est-à-dire que les malades atteints de cette affection n'ont pas d'odorat ou, s'ils perçoivent une sensation olfactive, c'est pour ressentir une odeur repoussante et fétide.

Symptômes. — Le symptôme de cette maladie bizarre est, comme nous venons de le dire, la perception par le sujet atteint de mauvaises odeurs, soit d'une manière spontanée, soit sous l'influence de l'exercice du sens affecté. C'est ainsi qu'en voulant respirer le parfum d'une fleur connue, ou des huiles essentielles aromatiques, le malade perçoit une odeur désagréable et fétide dont il ressent même le goût jusque dans les arrière-fosses nasales. Les personnes atteintes de cette névrose reconnaissent parfaitement leur erreur et accusent nettement cette perversion de leur odorat. Dans quelques cas, elles éprouvent même un mauvais goût, et leur salive leur semble infecte. Tout le monde connaît la diversité des goûts et des appréciations sur les odeurs, que les uns trouvent bonnes et les autres mauvaises, mais il est cependant des parfums que la généralité reconnaît comme ayant une odeur agréable et là seulement apparaît la perversion de l'odorat, lorsque le meilleur parfum chatouille désagréablement le sens olfactif et souvent même le goût.

Comme nous venons de le dire, la parosmie est généralement passagère, c'est-à-dire que, de temps à autre seulement le malade sent de mauvaises odeurs, mais il est des cas où elle est permanente, et alors les sujets atteints ont constamment dans leur arrière-gorge le goût d'œufs pourris, d'excréments fétides ou de substances encore plus dégoûtantes.

ANATOMIE PATHOLOLOGIQUE. — Comme dans l'anosmie en dehors des cas où il existe des lésions matérielles de la muqueuse ou de la charpente du nez, il est difficile d'expliquer l'apparition de ce symptôme qui rentre alors dans le domaine des névroses.

DIAGNOSTIC. — Le diagnostic est facile à établir par l'exposé des sensations qu'éprouve le malade, sensations pour lesquelles il demande les secours de l'art. Quant à la nature et à la cause de la parosmie, c'est à l'examen direct de l'organe qu'il faut avoir recours pour les mettre en lumière.

PRONOSTIC.—En dehors du désagrement que procure au malade l'ennui de sentir constamment, ou même de temps à autre, de mauvaises odeurs, et de la perte plus ou moins complète de l'odorat, la parosmie n'est point une affection grave par elle-même.

TRAITEMENT. — Il est toujours des plus difficile à instituer et, souvent aussi il reste impuissant, surtout lorsque le mal est déjà ancien et invétéré. Il va sans dire que s'il existe une lésion quelconque des fosses nasales, le premier soin du médecin sera de traiter cette dernière et d'arriver à la guérir. Si, au contraire, la parosmie est d'origine essentielle, le traitement devra consister tout d'abord à essayer de masquer les mauvaises odeurs en pratiquant des avages de la cavité du nez avec des solutions aromatisées. C'est ainsi que les différents vinaigres aromatiques, la teinture de benjoin, voir même l'acide phénique et le chloral en solution, pourront être employés avec quelques avantages.

De même, l'on pourra agïr localement sur les fosses nasales antérieures ou postérieures avec les courants induits, dans le but de modifier la sécrétion de la muqueuse et de rectifier la perception olfactive.

Tous les moyens que nous avons déjà préconisés à propos de l'anosmie trouveront encore ici une application toute naturelle. Si l'on soupçonne l'origine névropathique de l'affection, le bromure de potassium, la valériane, les douches froides et les autres moyens habituellement recommandés contre cette névrose devront être employés tour à tour. — L'iodure de potassium à petite dose, qui s'élimine en grande partie par les glandes de la muqueuse pituitaire, pourrait aussi être utilisé et rentre quelques services.

NÉVROSES RÉFLEXES D'ORIGINE NASALE

DÉFINITION. — *On désigne sous ce nom toute une série d'affections générales, très différentes les unes des autres, qui se trouvent sous la dépendance d'une altération de la muqueuse des fosses nasales.*

C'est à Voltolini (de Breslau), que revient l'honneur d'avoir le premier, en 1871, rapporté à leur véritable cause toute une série d'accidents dyspnéiques dus à la présence de polypes muqueux dans les fosses nasales. L'impulsion étant donnée, le cadre tracé par cet auteur ne tarda pas à s'élargir d'une manière considérable et bientôt l'on put rattacher à leurs véritables causes un grand nombre d'affections dont le mode de production, ou, pour mieux dire, dont la cause première avait jusqu'alors été méconnue.

C'est ainsi que Hœnisch, Hartmann, Schœffer, Frânkel, Löwe, Hack, Sommerbrodt, en Allemagne, Masini, en Italie, Mulhall, Todd, Porter, Rumbold, Roé, Elsberg, etc., en Amérique, ainsi que Trousseau, Joal, Duplay, Jacquin, G. Moure, Longuet, Cartaz, etc. en France; et Hunter Mackensie, en Angleterre, ont chacun de leur côté, rapporté quelques faits nouveaux venant à l'appui de cette opinion, à savoir que certaines lésions de la muqueuse du nez, même légères en apparence, peuvent avoir un retentissement sérieux sur l'état général et occasionner l'apparition d'autres affections absolument différentes et paraissant, au premier aspect, n'avoir aucun rapport avec la maladie du nez dont elles dépendent réellement. Ici encore on peut s'appuyer sur ce principe bien connu et si souvent invoqué à propos de la syphilis : *Naturam morborum ostendunt curationes.*

Etiologie. — Certains malades paraissent être plus prédisposés que d'autres à présenter cette série de troubles nerveux, variables du reste presque avec chaque sujet. C'est ainsi que certaines diathèses, l'arthritisme par exemple, semblent particulièrement préparer le terrain sur lequel évoluera l'affection. Les polypes ou autres tumeurs de la muqueuse nasale, ne jouant somme toute qu'un rôle secondaire dans cette étiologie si complexe et si difficile à bien établir. Car ce ne sont pas seulement les polypes muqueux, mais toute cause susceptible d'amener une gêne de la respiration nasale ou une simple irritation de la muqueuse, qui est susceptible de provoquer l'apparition soit d'accès d'oppression (asthme), soit de migraines, des névralgies ou autres troubles nerveux plus graves encore. C'est ainsi que, dans cette série de causes, nous pourrons placer les hypertrophies, même localisées de la muqueuse du nez, les corps étrangers venus du dehors ou développés dans la cavité nasale (rhinolithes); l'aspiration de substances irritantes, ou la présence d'un simple catarrhe chronique de la membrane de Schneider. Toutefois, il convient d'ajouter que c'est généralement la présence de néoplasmes, ou d'hypertrophies de la muqueuse, qui donne naissance aux différents troubles réflexes que nous allons décrire brièvement.

Pathogénie. — Si, basé sur des faits assez nombreux et bien observés, l'on a pu établir une corrélation bien nette entre les diverses affections de la muqueuse du nez dont nous venons de parler, et un certain nombre de névroses diverses, l'interprétation pathogénique de ces accidents est beaucoup moins facile.

Faut-il, avec quelques auteurs, attribuer à la seule obstruction des fosses nasales la production de troubles nerveux dyspnéiques ou autres, nous ne le croyons pas. Des faits bien nets (Frânkel) ayant déjà servi à établir que des tumeurs ou gonflements même très limités pouvaient devenir le point de départ de ces accidents. Ce n'est pas que nous voulions méconnaître l'action importante de la respiration nasale sur l'air inspiré, nous avons déjà suffisamment insisté sur cette fonction des cavités du nez pour qu'on ne puisse nous prêter une telle manière de voir. Bien qu'il soit évident que l'obstruction de ces cavités puisse influer d'une manière plus ou moins grave sur la respiration en général, et que l'obstruction des narines facilite, comme on l'a déjà dit, l'accumulation d'acide carbonique dans le cerveau, nous ne saurions voir dans ce fait une explication suffisante des différents phénomènes observés. De même nous éliminons l'hypothèse d'un processus inflammatoire quelconque s'étendant pas les arrière-fosses nasales au pharynx et de là à la muqueuse des premières voies aériennes.

Nous préférons nous rattacher à la théorie des névroses réflexes en nous basant sur les expériences faites par MM. Schiff et Bert. Ces auteurs ont en effet démontré l'influence manifeste que peut avoir sur la respiration l'irritation, mécanique, thermique ou chimique, de la muqueuse du nez. Etant admis qu'il s'agit d'une action réflexe bien évidente et bien nette, on pourrait aller plus loin et, avec le Dr Mackensie (de Baltimore), admettre l'existence d'une zone bien circonscrite dont l'irritation artificielle ou pathologique, aurait pour conséquence la production d'une série de phénomènes réflexes. Sans faire une localisation exacte, comme l'a fait cet auteur, au niveau de la portion de la muqueuse qui recouvre la partie postérieure du cornet inférieur ou au niveau de la cloison (Baratoux), nous serions plus disposé à penser que la zone réflexe varie avec les différentes affections que l'on est susceptible d'observer.

C'est ainsi qu'une lésion de la muqueuse pituitaire, recouvrant la partie antérieure du cornet moyen produira surtout des crises d'éternuements spasmotiques, tandis qu'une irritation d'une autre point de la membrane de Schneider déterminera l'apparition d'autres troubles nerveux. Il y a là évidemment toute une série d'études intéressantes qui sont encore à faire, et il n'est pas permis jusqu'à ce jour de se rattacher exclusivement à aucune de ces diverses hypothèses. L'on comprendra que, pour ce motif, nous ne puissions entrer dans de longues discussions sur ce sujet dont l'étude est encore toute récente.

Symptomatologie. — Ce que nous venons de dire nous dispense de nous étendre longuement sur les différents symptômes que l'on est susceptible d'observer, puisqu'ils peuvent presque varier à l'infini et avec chaque malade.

Tantôt, l'on rencontrera de véritables accès d'asthme, avec l'anxiété respiratoire, l'inspiration pénible et l'expiration sifflante prolongée qui caractérisent cette névrose; tantôt au contraire ce sont des accès de toux spasmodique, du spasme de la glotte, ou des crises d'éternuements dans lesquelles le malade éternue jusqu'à 150 et 200 fois dans l'espace de quelques minutes. D'autres fois, au contraire, ce sont des névralgies diverses, des migraines (Hack, Elsberg, Seiler, Bayer, etc.), des accès d'épilepsie même (Lowe) qui forment le cortège des diverses affections nasales dont nous avons parlé plus haut[1].

Toutes ces diverses névroses sont extrêmement variables quant à leur manière d'être et leur intensité.

Cependant, il est utile de faire remarquer que, chez quelques malades, les accès se bornent à une sorte de crise aiguë de coryza, avec hypersécrétion muqueuse très abondante, presque analogue à celle de l'Hay-Fever. Pendant quelques heures non seulement le nez coule abondamment, mais les yeux injectés se remplissent de larmes. Ces accidents se renouvellent indépendamment de toute cause appréciable, revenant par accès soit tous les jours, soit même plusieurs fois par jour, pendant un laps de temps variable. D'après Trousseau, cètte sorte de coryza nerveux surviendrait plus particulièrement le jour et surtout dans la matinée.

Diagnostic. — Il n'est pas toujours facile, en ce sens qu'en présence d'un malade atteint de crises de dyspnée (asthme, spasme de la glotte, etc.), de névralgies ou d'autres névroses dont nous venons de parler, l'on ne songe pas toujours à examiner les fosses nasales. Par contre, si prévenu de la possibilité du fait, on pratique l'examen de la cavité du nez, il est rare que l'on ne découvre pas la lésion qui a été le

[1] Voir à ce sujet les divers articles publiés dans les journaux spéciaux durant ces trois ou quatre dernières années. (Voir *Revue mensuelle de Laryngologie*, etc.)

point de départ des accidents observés ; bien entendu, dans les cas où ces accidents prennent naissance dans une irritation pathologique ou mécanique des fosses nasales. S'agit-il de polype, de gonflement ou d'autres lésions de la muqueuse, c'est ce que l'examen rhinoscopique antérieur ou postérieur permettra de constater.

Marche, durée, terminaison, pronostic. — La marche de toutes ces affections est absolument variable, tantôt elles apparaissent sous une forme intermittente, les accès revenant d'une manière assez régulière ; d'autres fois, au contraire, les malades restent plusieurs mois sans ressentir les troubles nerveux dont ils s'étaient plaints au début.

Quant à la durée de la maladie, elle peut être indéfinie, si le médecin ne soupçonne pas la cause première, le point de départ des accidents qu'il a sous les yeux. Si, au contraire, il songe, en présence d'une névrose à marche généralement bizarre, mal réglée, à examiner les fosses nasales, et s'il découvre dans ces cavités une lésion qu'il puisse traiter, il verra, sinon dans tous les cas, du moins dans quelques-uns, disparaître les troubles nerveux qui auront parfois résisté à des médications variées et parfaitement instituées. Il est évident qu'ici surtout, il ne faut pas exagérer et penser que toute affection spasmodique de l'arbre aérien est d'origine nasale, mais il faut connaître ce mode de production de certaines névroses, et opposer à celles qui dérivent de cette source un traitement approprié

Le pronostic est habituellement peu grave au point de vue de la vie du malade, mais il n'en est pas moins vrai que ces diverses affections deviennent pour lui une source d'ennuis et d'inquiétudes, surtout lorsque les accès sont fréquents et intenses.

TRAITEMENT. — Le traitement est en général facile à appliquer, il consiste à détruire la cause première du mal. Si ce sont des polypes, des hypertrophies ou une simple congestion ou inflammation de la muqueuse, on emploiera les divers moyens que nous avons déjà préconisés en traitant de ces diverses affections. On comprendra du reste que nous ne puissions y revenir ici.

S'agit-il au contraire de cette sorte de coryza nerveux dont nous avons parlé, ou de crises d'éternuements, ce sera alors à la cocaïne (voy. *Coryza aigu, traitement*, p. 44) employée soit en poudre, soit en solution, et aux fumigations émollientes qu'il faudra avoir recours.

MALADIES

DE LA

CAVITÉ NASO-PHARINGIENNE

CATARRHE NASO-PHARYNGIEN

Définition. — *On désigne ainsi l'inflammatiou aiguë ou chronique de la muqueuse qui tapisse les arrière fosses nasales et la paroi supérieure du pharynx.*

Le catarrhe aigu accompagnant presque toujours soit le coryza aigu, soit les angines ou pharyngites simples, dont il est en quelque sorte une complication à peu près obligée, ne mérite guère de description spéciale. C'est donc l'inflammation chronique, plus ou moins limitée à la cavité naso-pharyngienne, que nous allons étudier ici.

Etiologie. — Les causes susceptibles de produire le catarrhe naso-pharyngien sont les mêmes que celles qui déterminent les inflammations catarrhales en général. Nous pouvons les diviser en causes *prédisposantes* et en causes *occasionnelles*.

Parmi les premières, nous devons, tout d'abord,

mentionner la diathèse strumeuse, aussi est-ce presque toujours chez les enfants qu'on rencontre cette affection. L'arthritisme et l'alcoolisme seraient aussi, d'après certains auteurs, des causes prédisposantes du catarrhe naso-pharyngien. De même, quelques fièvres éruptives, et particulièrement la rougeole et la scarlatine sembleraient occasionner la production de l'inflammation chronique de la muqueuse de l'arrière-nez. Si le sexe ne semble pas jouer un rôle bien important dans cette étiologie parfois complexe, l'âge des malades, au contraire, mérite d'entrer en ligne de compte. C'est, en effet, de préférence chez les enfants que le catarrhe naso-pharyngien est commun; un peu moins fréquent dans l'adolescence, il se retrouve encore très souvent chez l'adulte.

Mais de toutes les causes, celle qui paraît avoir sur l'apparition de la maladie une influence réelle, c'est l'humidité. C'est surtout en Angleterre et en Amé-que, et dans ce dernier pays en particulier, que le catarrhe naso-pharyngien est fréquent.

Les causes occasionnelles du catarrhe naso-pharyngien sont de plusieurs ordres et multiples, souvent l'affection naît par propagation d'une inflammation chronique de la muqueuse du pharynx buccal ou de celle qui tapisse les fosses nasales, comme on l'observe dans le coryza chronique simple, dans le coryza atrophique, etc.,etc. D'autres fois, c'est l'aspiration de vapeurs ou poussières irritantes tenues en suspension dans l'air, qui détermineront l'apparition du catarrhe. C'est, du reste, évidemment à cette dernière cause que l'on doit rattacher cet état morbide chez les tourneurs en cuivre, chez les maçons et, en général, chez tous les ouvriers qui travaillent au milieu des poussières irritantes. On a aussi incriminé, avec raison probablement, le tabac; cette dernière cause agirait surtout chez les fumeurs de cigarettes qui ont l'habitude de renvoyer la fumée par le nez.

L'état de l'air atmosphérique influe également sur la production de la maladie et on observe une recrudescence du catarrhe rétro-nasal lorsque l'air est chargé de vapeurs d'eau et qu'il existe des brouillards épais et persistants.

Symptômes. — Le premier symptôme du catarrhe naso-pharyngien est une sensation désagréable dans l'arrière-cavité du nez, limitée à un point que les malades ne peuvent bien déterminer, mais qu'ils localisent parfois derrière le voile du palais. Tantôt c'est une sorte de sécheresse, un chatouillement désagréable ou la sensation de mucosités plus ou moins liquides tombant des arrière-fosses nasales dans le pharynx buccal. L'accumulation des sécrétions sur le pharynx, ou dans la cavité naso-pharyngienne, provoque des besoins incessants pour le sujet atteint de débarrasser son arrière-gorge, ce qu'il fait du reste à grand'peine. Tantôt, dans les cas légers, c'est un simple « hem » analogue à celui de la pharyngite granuleuse, d'autres fois, au contraire, ce sont des efforts violents, suivis dans quelques cas de vomissements et à la suite desquels le malade expectore un peu de mucus blanchâtre, opalin, toujours visqueux, plus ou moins desséché et ayant parfois la forme des parties sur lesquelles il s'était moulé (fossettes de Rosenmüller, orifice des trompes, etc.). Il n'est point rare, surtout chez les enfants, de trouver une sécrétion plus liquide, d'aspect jaunâtre, muco-purulente qui tombe jusqu'à l'entrée de l'œsophage, et qu'ils avalent la plupart du temps.

Tous ces symptômes et surtout le besoin qu'éprouve les malades de débarrasser leur arrière-gorge, sont surtout marqués le matin au réveil, la position horizontale ayant facilité l'accumulation et le déssèchement des produits sécrétés pendant le sommeil. C'est alors que surviennent les nausées et même les vomissements dont nous venons de parler; l'expectoration est alors parfois striée de sang ou légèrement rouillée, analogue à celle des pneumoniques.

Si le catarrhe naso-pharyngien est un peu intense, il n'est pas rare d'observer de la céphalalgie, ou des douleurs à la nuque qui préoccupent vivement certaines personnes. Si l'inflammation atteint la face postérieure du voile palatin, on pourra constater un léger degré de nasonnement. Enfin, il n'est point rare de voir les sujets atteints se plaindre de surdité et de bourdonnements (bruit de coquillage, de la mer ou du vent dans les feuilles des arbres) dus à l'inflammation de l'orifice des trompes d'Eustache, ou de ces conduits eux-mêmes.

Examen. — Si l'on pratique l'examen du malade, en abaissant la langue, on trouvera, en général, le pharynx tapissé de ces mucosités dont nous avons parlé. Tantôt lisse, unie, comme vernissée, cette paroi sera, dans d'autres cas, recouverte de mucosités visqueuses plus ou moins abondantes. Souvent aussi l'on constatera l'existence de granulations et de veines variqueuses sillonnant la muqueuse plus ou moins hyperémiée. L'examen avec le miroir rhinoscopique permettra de reconnaître que les sécrétions dont nous venons de parler remontent jusqu'au niveau de la voûte basilaire et que l'orifice des trompes et les fossettes de Rosenmüller sont particulièrement remplis de concrétions muqueuses ou bien encore purulentes. Si l'on déterge la surface du pharynx soit avec le porte-ouate, soit à l'aide d'une injection, la membrane muqueuse apparaît alors rouge, congestionnée par place, et saignant assez facilement au moindre attouchement.

D'autres fois, bien que la sécrétion soit très abondante et même franchement purulente, d'un vert jaunâtre, l'examen rhinoscopique antérieur ou postérieur ne révèle l'existence d'aucune lésion appréciable ; alors le traitement le mieux dirigé et le plus régulier ne parvient pas à guérir les malades, car il s'agit probablement ici d'une inflammation de la muqueuse qui tapisse les sinus sphénoïdaux, ou d'autres lésions impossibles à apprécier et inaccessibles aux moyens thérapeutiques habituellement employés dans cette affection. (Voir p. 263.)

Enfin il n'est pas rare de trouver des hypertrophies glandulaires occupant la face supérieure du voile du palais ou l'extrémité postérieure des cornets inférieurs.

Diagnostic. — Le diagnostic du catarrhe naso-pharyngien est facile. Mais le médecin doit s'attacher à établir si l'inflammation est primitive, ou si elle n'est que la conséquence d'une autre affection. Les végétations adénoïdes en effet, peuvent donner lieu aux mêmes symptômes que le catarrhe naso-pharyngien simple. L'examen rhinoscopique postérieur, ou tout au moins le toucher digital, permettront d'établir un diagnostic exact. La syphilis peut aussi déterminer le catarrhe naso-pharyngien, mais alors il existe en même temps des plaques muqueuses ulcérées ou non, et un ensemble d'autres symptômes (adénopathie sous-maxillaire, rougeur du pharynx, plaques buccales, éruptions cutanées, etc.) qui ne permettront pas une longue hésitation.

De même l'examen rhinoscopique antérieur fera éliminer les affections des cavités nasales dont le catarrhe naso-pharyngien pourrait n'être qu'une complication toute accidentelle.

Complications. — L'inflammation de la muqueuse rétro-nasale peut, par propagation, gagner non seulement les trompes d'Eustache, mais par ces conduits l'oreille moyenne et déterminer une surdité plus ou moins considérable. C'est surtout chez les enfants que l'on voit survenir cette complication dont la conséquence est l'apparition dans la caisse de poussées congestives occasionnant des douleurs d'oreille plus ou moins vives, et souvent même la formation d'abcès et la perforation de la membrane du tympan.

Marche, pronostic. — L'affection que nous venons

d'étudier est essentiellement chronique et d'une ténacité bien faite pour décourager parfois le médecin et le malade. Sa gravité dépend surtout des troubles fonctionnels qu'elle détermine du côté de l'organe de l'ouïe, et c'est à ce titre qu'elle mérite de ne pas être négligée et d'être traitée comme il convient. Si la maladie n'atteint pas les orifices des trompes, elle restera un simple inconvénient pour le malade qui n'aura alors que le désagrément d'avoir toujours besoin de râcler son arrière-gorge et d'expulser les mucosités qui s'y trouvent accumulées.

Traitement. — Le traitement doit être général et local; le *traitement général*, s'adresse à la diathèse (scrofule, arthritisme), on la combattra par les moyens ordinaires.

Le *traitement local* consiste en irrigations alcalines au bicarbonate de soude, au borate de soude, ou au chlorure de sodium. Si les sécrétions étaient muco-purulentes, on devrait faire usage d'irrigations antiseptiques. Mais tout ne doit pas se borner là. Le traitement doit en effet porter directement sur les arrière-fosses nasales. On pourrait conseiller au malade des irrigations ou des pulvérisations nasales postérieures, mais l'emploi de ces moyens est difficile et le plus souvent, on devra badigeonner les arrière-fosses nasales avec le porte-ouate rétro-nasal, imbibé d'une solution iodée, ou de nitrate d'argent au cinquième ou au dixième. Tout ce traitement devra être fait pendant un laps de temps assez long. Pour ce qui concerne les irrigations nasales, nous conseillons au malade de varier le jet du liquide, et de l'augmenter brusquement, de manière à détacher plus facilement les mucosités collées contre la paroi pharyngienne et aussi pour permettre au liquide injecté d'aller toucher cette partie pharynx.

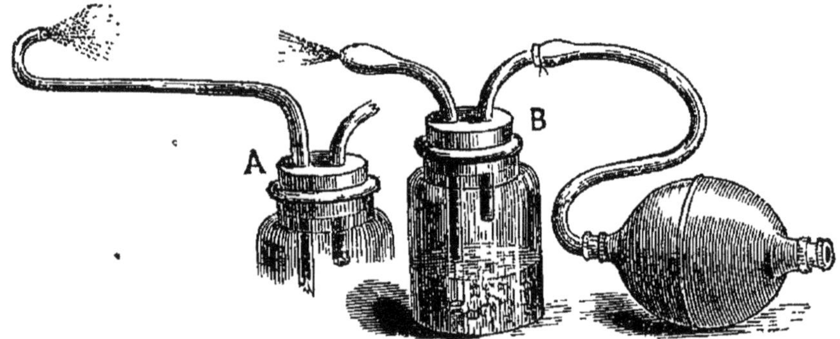

Fig. 45. — Pulvérisateur avec embout rétro-nasal adapté sur le flacon A.

De même, il sera bon de conseiller l'emploi du gargarisme rétro-nasal préconisé par le Dr Guinier qui consiste à faire passer de l'arrière-gorge dans les fosses nasales le liquide médicamenteux employé. Les solutions alcalines ou sulfureuses conviennent dans ces cas.

Enfin, le traitement hydro-minéral (sulfureux ou arsenical), le humage nasal et le séjour au bord de la mer, sont encore des moyens thérapeutiques dont on pourra user avec quelques avantages.

DES VÉGÉTATIONS ADÉNOÏDES

DÉFINITION. — *On désigne sous ce nom l'hypertrophie des follicules clos disséminés dans la muqueuse qui recouvre la voûte du pharynx, et surtout de ceux qui composent cet amas glandulaire décrit par Kölliker et Luschka, et souvent désigné sous le nom d'amygdale pharyngée.*

ETIOLOGIE. — Les causes générales sont celles dont nous avons déjà parlé à propos du catarrhe naso-pharyngien; c'est surtout le lymphatisme et la scrofule qui constituent la cause prédisposante la plus manifeste à l'affection; c'est aussi particulièrement chez l'enfant que les végétations adénoïdes se rencontrent le plus fréquemment; plus rares dans l'adolescence, elles sont encore moins communes chez l'adulte et presque tout à fait exceptionnelles chez le vieillard. Les climats froids et humides semblent également être favorables au développement de ces tumeurs adénoïdes. C'est, en effet, en Danemark, où Meyer, le premier en fit une description magistrale, en Amérique, dans le nord de l'Allemagne et de la France, et en Angleterre, que l'affection a été le plus fréquemment observée, tandis qu'elle semble plus rare dans les climats secs et tempérés. Toutefois, il convient encore de faire observer que la maladie paraît d'autant plus rare, qu'elle est moins recherchée et surtout assez difficile à reconnaître, si l'attention du praticien n'est pas attirée de ce côté. Aussi est-il peut-être encore plus prudent de ne pas se prononcer d'une manière absolue sur la fréquence de ces néoplasmes dans telle ou telle contrée.

Certains auteurs (Lövemberg, Meyer) font jouer un rôle à l'hérédité dans la production de ces hypertrophies glandulaires qu'ils auraient rencontrées chez plusieurs membres de la même famille.

Signalons encore l'influence nocive exercée par les poussières et vapeurs irritantes sur la muqueuse naso-pharyngienne. De même certaines fièvres exanthématiques, et en particulier la rougeole, sembleraient favoriser l'apparition de ces tumeurs adénoïdes par l'inflammation catarrhale de la muqueuse des premières voies aériennes qu'elles déterminent.

Symptômes. — Pendant une première période, parfois assez longue, on observe tous les symptômes du catarrhe naso-pharyngien. Le malade éprouve surtout au réveil, une sensation de sécheresse à l'arrière-gorge, due à l'obstacle apporté à la respiration par le nez. A ce moment, comme dans le catarrhe naso-pharyngien, qui constitue du reste un des symptômes importants de l'affection qui nous occupe, les malades font d'inutiles efforts pour débarrasser leur arrière-gorge des mucosités plus ou moins visqueuses qui y sont accumulées. C'est souvent à grand'peine qu'ils expectorent quelques sécrétions grisâtres ou muco-purulentes parfois striées de sang. Pendant la nuit, la respiration est bruyante, le sommeil agité; chez les enfants, on observe même des troubles respiratoires plus graves qui inquiètent les parents et leur font réveiller leurs enfants pour leur permettre de reprendre haleine plus librement.

Si les végétations ont atteint un certain volume, la respiration nasale se trouvant considérablement et même bien souvent tout à fait supprimée, il en résulte, pour les sujets atteints, un facies spécial qui permet très souvent de présumer, à la simple inspection extérieure, la présence de végétations adénoïdes. En effet, dans ces cas, la bouche entr'ouverte, l'œil presque éteint, l'esprit obtus et engourdi, les enfants ou adolescents ont un air d'hébétude tout à fait particulier, surtout lorsque la surdité vient encore compliquer cet état.

Les malades sont en outre pâles, chétifs et présentent des déformations thoraciques (poitrine en carène), analogues à celles qu'on a depuis longtemps déjà attribuées à l'hypertrophie des amygdales (Lambron, Robert, etc.).

La voix plus ou moins altérée dans son timbre, est peu vibrante et, comme l'a déjà fait observer Meyer, les nasales sont prononcées d'une manière très indistincte. C'est ainsi que les malades transforment les *M* en *B* et les *B* en *P*, et qu'au lieu de dire Meyer, ils prononcent Beyer.

L'odorat est aussi notablement affaibli, mais rarement aboli tout à fait s'il n'existe pas de lésions concomitantes de la muqueuse du nez. Les altérations des fonctions gustatives dépendent de celles de l'odorat, dont elles sont en partie tributaires.

Par contre, les troubles de l'ouïe sont extrêmement fréquents, et c'est même la plupart du temps le motif qui pousse les malades à venir consulter le médecin. Ces troubles de l'audition consistent surtout en bourdonnements (bruits de coquillages, de mer, de vent dans les feuilles), douleurs d'oreilles intermittentes et surdité plus ou moins prononcée. Ils dépendent,, du reste, du volume, du nombre et de la position qu'occupent les follicules hypertrophiées et du degré d'inflammation de la muqueuse de la trompe d'Eustache ou de l'oreille moyenne.

Ces troubles de l'ouïe, comme la plupart des autres symptômes que nous venons de décrire, varient en intensité suivant que l'air est plus ou moins sec ou chargé de vapeurs d'eau.

En effet, tandis que, par les temps humides, tous ces symptômes atteignent leur maximum ; par un temps sec et chaud au contraire, ils diminuent notablement au point que dans les cas légers, les malades se croient presque débarrassés de leur affection.

Examen.— A l'examen du pharynx, ce qui frappe tout d'abord, c'est l'aspect bombé du voile du palais, ce dernier est le plus souvent projeté en avant, rendant ainsi l'examen des fosses nasales postérieures un peu plus facile. Les amygdales apparaissent souvent hypertrophiées, rouges et un peu enflammées, la muqueuse qui tapisse le pharynx buccal est elle-même plus ou moins congestionnée, recouverte de granulations ou de mucosités visqueuses s'écoulant de la cavité naso-pharyngienne.

Avec le miroir rhinoscopique, on aperçoit de petites tumeurs muriformes, rougeâtres ou quelquefois recouvertes de mucosités grisâtres. Ces tumeurs sont disposées en choux-fleurs, formant de véritables stalactites qui se détachent de la paroi supérieure du pharynx. Elles se présentent aussi sous la forme d'une tumeur unique ; mais toujours mamelonnée, rugueuse, jamais lisse. Leur volume varie depuis celui d'un pois jusqu'à celui d'une grosse châtaigne. L'orifice des trompes est enflammé, granuleux, il peut même être complètement obstrué. Tantôt elles ont une forme arrondie ; d'autres fois, au contraire, elles sont allongées, oblongues et irrégulières, comme frangées sur leur bord libre.

Ces végétations sont implantées par ordre de fréquence sur la paroi supérieure du pharynx, voûte basilaire, ou au niveau des fossettes de Rosenmüller; très rarement on les rencontre sur les pavillons des trompes ou la face postérieure du voile du palais (Tédenat).

Si pour une raison quelconque, on ne peut pratiquer l'examen rhinoscopique, le doigt introduit derrière le voile du palais sur la muqueuse des arrière-fosses nasales, permettra de constater la présence des petites tumeurs caractéristiques de l'affection.

Dans ce dernier cas, la rhinoscopie antérieure pratiquée à l'aide du spéculum nasi ordinaire, et surtout à l'aide du spéculum de Zaufal, permettra d'apercevoir les végétations adénoïdes. Ces différents moyens combinés seront toujours suffisants pour arriver à un diagnostic exact.

Anatomie pathologique. — L'examen histologique a démontré depuis longtemps que les végétations sont uniquement composées de tissu adénoïde. Les coupes de ces sortes de néoplasmes ne diffèrent en rien de celles des amygdales hypertrophiées. L'hyperplasie porte sur tous les éléments des follicules clos, sur le tissu réticulé qui les entoure et les relie les uns aux autres.

Diagnostic. — L'existence des tumeurs adénoïdes est si peu connue dans nos pays que, la plupart du temps on attribue tous les symptômes observés à à l'hypertrophie des amygdales, même quand ces glandes sont peu développées. Au contraire si l'attention du praticien est attirée de ce côté, le diagnostic de ces sortes de néoplasmes devient alors facile. On pourrait les confondre avec le catarrhe naso-pharyngien ; il les accompagne en effet souvent, mais l'examen rhinoscopique ne permettra pas l'erreur. Les polypes se distinguent facilement par leur surface gris rosé, lisse, unie, leur volume, leur nombre, leur point d'implantation et la sensation qu'ils donnent au toucher. L'hypertrophie de la partie postérieure des cornets moyens et inférieurs, siégeant exclusivement à la partie postérieure, pourrait être confondue avec les végétations adénoïdes. Ils présentent quelquefois dans ce cas un aspect muriforme analogue à celui des végétations. (Voir Planches.)

La rhinoscopie postérieure et au besoin le toucher digital permettront d'arriver à un diagnostic exact.

Complications. — En dehors de l'état général qui est souvent sous la dépendance des végétations, et de la surdité, nous devons signaler parmi les complications des tumeurs adénoïdes, la facilité avec laquelle les personnes atteintes de cette affection contractent des angines et des laryngites. C'est du reste une conséquence de la nécessité dans laquelle se trouvent les malades de respirer constamment par la bouche.

Marche. — Les végétations adénoïdes ne s'accroissent jamais indéfiniment; arrivées à un certain degré de développement, elles restent stationnaires, quelquefois même on les voit s'atrophier et disparaître d'elles-mêmes. De sorte que si les végétations sont peu développées, le malade n'en éprouve qu'une gêne momentanée. Le plus souvent cependant, les symptômes que déterminent ces tumeurs sont assez graves pour attirer l'attention du médecin et nécessiter un traitement sérieux et curatif.

Pronostic. — Si l'hypertrophie de la glande de Luschka ne peut dans aucun cas avoir par elle-même de conséquences très graves et mettre en danger la vie des sujets atteints, elle peut cependant avoir des inconvénients sérieux qui sont loin de toujours disparaître avec les tumeurs qui les ont occasionnés. C'est ainsi que les complications auriculaires suffisent à elles seules pour nécessiter une intervention immédiate par l'apparition d'une surdité progressive et parfois irrémédiable plus tard. Lorsque les tumeurs adénoïdes ont disparu soit naturellement, soit à l'aide d'un traitement approprié, tous les symptômes généraux et locaux qu'elles avaient occasionnés s'améliorent rapidement et le malade subit en peu de temps une véritable transformation générale.

Traitement. — Comme beaucoup d'autres manifestations du tempérament lymphatique, les végétations adénoïdes ont des tendances marquées à disparaître d'elles-mêmes, de telle sorte que, si elles sont peu volumineuses et n'occasionnent aucun trouble bien appréciable, on peut se borner à prescrire une médication générale. Au contraire, dans les cas où elles sont assez développées pour entraîner soit une gêne constante de la respiration, soit des troubles de l'ouïe, on ne doit pas hésiter à faire un traitement local énergique.

L'on devra soutenir l'état général par une alimentation substantielle, l'administration d'huile de foie de morue pendant l'hiver et l'iodure de potassium à la belle saison ; l'on se trouvera bien aussi d'une cure aux bains de mer, ou bien à une station thermale Pyrénéenne. Mais ce sont là de simples indications générales qui ne feront rétrograder en rien les tissus hypertrophiés. S'il s'agit d'un adulte qui ait pris la mauvaise habitude de fumer, surtout la cigarette, on supprimera l'usage du tabac qui entretient une l'irritation permanente de l'arrière-gorge.

A côté de cette médication générale, il sera utile de faire un traitement local qui consistera à débarrasser le malades de ses follicules hypertrophiées. Pour arriver à ce but l'on pourra employer soit la cautérisation, soit l'ablation.

Quelques auteurs ont pensé que l'emploi de la

douche naso-pharyngienne (douche de Weber) suffisait pour faire atrophier sur place les végétations, mais il s'agissait dans ces cas de tumeurs adénoïdes peu volumineuses pour lesquelles il est à peu près inutile de recourir au traitement chirurgical. Dans ces cas, la douche diminuant l'inflammation chronique de la muqueuse et des follicules clos qui la recouvrent, arrive ainsi à réduire le volume de ces derniers. Lorsque les végétations sont un peu volumineuses elles rendent l'emploi de l'irrigation nasale à peu près impossible par la gêne qu'elles apportent à la circulation de l'eau dans les fosses nasales. Dans ces cas, il est même préférable de renoncer à ce moyen thérapeutique en se bornant à prescrire de simples injections abondantes et détersives alcalines. La douche devient alors un simple adjuvant du traitement principal.

1° *Cautérisation.* — La cautérisation peut être faite avec les caustiques chimiques ou avec le galvano-cautère. Parmi les premiers agents, le nitrate d'argent ou l'acide chromique fondus sur un stylet sont les plus faciles à employer. On peut les appliquer soit par les narines antérieures à l'aide du spéculum de Zaufal introduit profondément dans l'une des fosses nasales, soit par derrière le voile du palais avec une tige recourbée pour cet usage. Les solutions caustiques sont un peu plus difficiles à utiliser par ce fait que la ouate et le pinceau imbibés du liquide touchent la muqueuse du conduit du nez et s'essuient ainsi en passant dans les fosses nasales.

Si l'on a sous la main un galvano-cautère, il sera

certainement préférable de faire usage de pointes ou plutôt de plaques galvaniques que l'on introduira par derrière le voile du palais, ou chez quelques enfants insoumis par les narines antérieures. La cautérisation a l'avantage d'être bien plus locale que celle faite avec les caustiques, elle est aussi plus profonde et beaucoup moins douloureuse. De plus, il ne faut pas oublier qu'à l'effet destructif de la plaque galvanique vient encore s'ajouter celui de la rétraction cicatricielle. Toutefois ce traitement est un peu long et le second mode que nous allons décrire est peut-être préférable.

2° *Ablation.* — L'ablation des tumeurs adénoïdes peut se pratiquer de différentes manières. Quelques auteurs (Meyer, Justi,

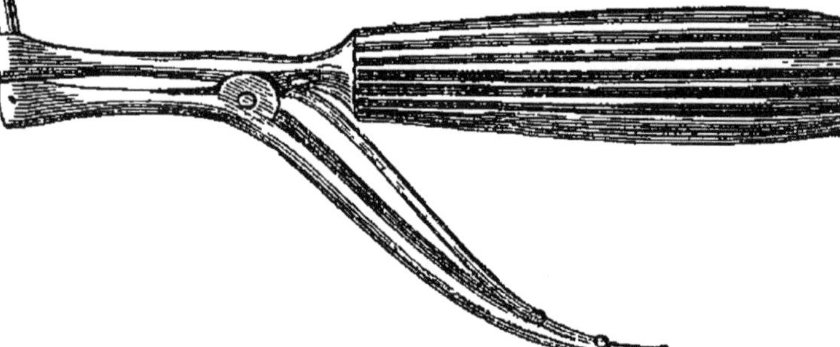

Fig. 46. — Serre-nœud rétro-nasal du Dr Delstanche.

etc.) se bornent à pratiquer le râclage de la cavité naso-pharyngienne, ou pour parler plus exactement, de la voûte basilaire. Les uns emploient à cet effet la curette, d'autres la cuillère tranchante, et d'autres enfin l'ongle chirurgical de Mottais, ou simplement l'index de la main droite recourbé en crochet et introduit derrière le voile du palais. Pour ma

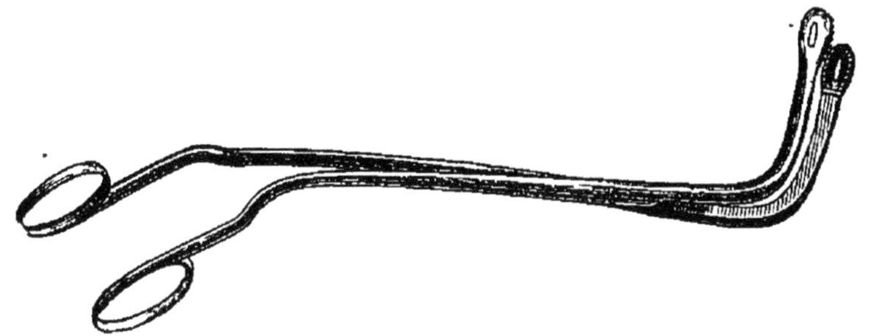

Fig. 47. — Pince à végétations adénoïdes.

part, je préfère encore ce dernier mode de traitement qui permet d'abord de bien se rendre compte de la position des végétations et de manœuvrer en connaissance de cause. Il a aussi l'immense avan-

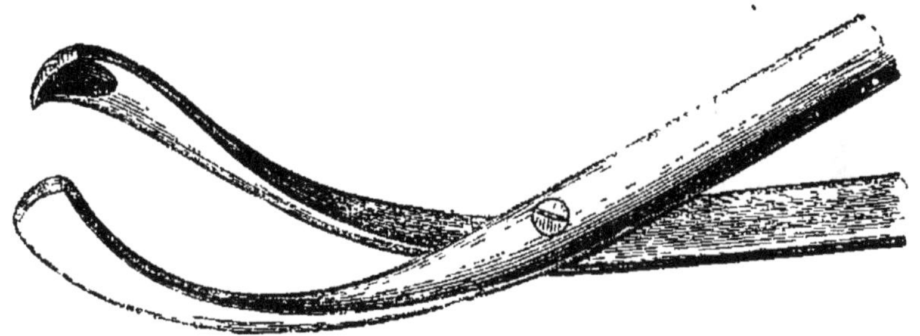

Fig. 48. — Extrémité de la pince coupante du Dr Löwemberg.

tage d'être d'un emploi beaucoup plus facile pour le praticien ordinaire qui n'a pas toujours sous la main les instruments spéciaux pour les cas de ce genre. De plus, les enfants se laissent encore assez facilement introduire le doigt dans la bouche, tandis que la vue de l'appareil rhinoscopique (lumière, miroir frontal) et de l'instrument suffisent en général pour les effrayer et rendre toute tentative d'opération infructueuse.

Si l'on peut le faire, le broiement des végétations avec des pinces à polypes à courbure appropriée, est

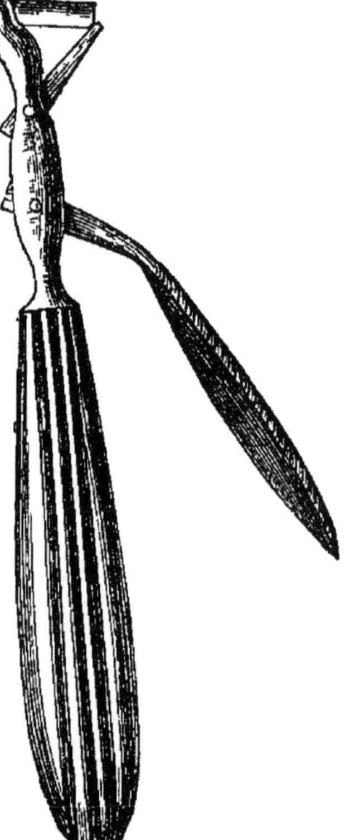

Fig. 49. — Adénotôme à coulisse du Dr Delstanche.

encore un excellent mode de traitement. Quelques auteurs ont aussi recommandé l'emploi de couteau annulaire (Meyer), ou de pinces coupantes (Löwenberg, Woakes, Delstanche, etc., etc.) qui sont surtout utiles et d'un emploi assez commode pour les végétations occupant la partie médiane de la voûte du pharynx.

Enfin citons encore les serre-nœuds à froid et les anses galvaniques qui, suivant les cas, seront introduits par la cavité buccale ou au contraire par les fosses nasales, suivant la docilité du sujet que l'on opère. Il convient en effet d'ajouter que toutes ces manœuvres opératoires devront être faites le miroir à la main, c'est-à-dire sur un champ éclairé ou tout au moins guidées avec le doigt. Aussi, bien des malades ne peuvent-ils supporter tous ces instruments, la plupart très encombrants, dans une cavité si étroite et si facilement irritable. C'est dans ces cas que l'index seul, introduit dans la cavité naso-pharyngienne rendra quelques services.

Si les végétations adénoïdes occupent les parois latérales (orifices des trompes), l'on emploiera de préférence le galvano-cautère avec toutes les précautions voulues pour éviter les blessures de la trompe d'Eustache dont l'otite suppurée peut être la conséquence.

C'est ici surtout qu'il faudra bien éclairer la cavité où l'on opère, agir avec beaucoup de prudence et de légèreté. Dans ces cas, il sera préférable de faire des cautérisations superficielles que l'on renouvellera aussi souvent qu'il pourra être nécessaire pour amener l'atrophie des glandes hypertrophiées.

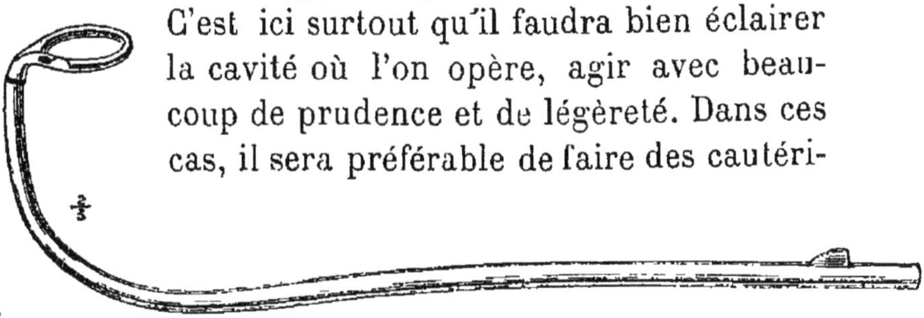

Fig. 50. — Couteau annulaire.

Chaque opération sera suivie d'un lavage de la cavité naso-pharyngienne fait avec une solution alcaline ou légèrement antiseptique, suivant les besoins de la cause.

POLYPES NASO-PHARYNGIENS

Définition. — *On désigne sous ce nom des tumeurs fibreuses qui, après avoir pris naissance dans les fosses nasales ou le pharynx nasal, envoient des prolongements dans les cavités voisines (sinus frontaux, maxillaires, fosses ptérygoïdes, orbite, etc., etc.)*

Suivant leurs différents points d'implantation, on a décrit des polypes nasaux, naso-frontaux, naso-maxillaires, ou naso-pharyngiens, classifications inutiles du reste.

Etiologie. — Les causes prédisposantes les plus importantes sont, sans contredit, l'âge et le sexe des malades. Cette affection est en effet l'apanage à peu près exclusif de l'adolescence, et presque jamais on ne l'a rencontrée au delà de trente ans, tandis qu'elle est très commune de quinze à vingt ans. De même, les polypes naso-pharyngiens n'ont jamais été observés chez la femme[1], et les statistiques publiées jusqu'à ce jour concernent toutes des enfants du sexe masculin.

On a encore noté comme cause de cette affection la scrofule, la mauvaise hygiène. Quant aux causes

[1] Le cas signalé par Richard chez une femme de 55 ans (1860) n'a pas été assez rigoureusement observé pour mériter de faire exception à cette règle, déjà établie depuis longtemps.

occasionnelles, telles que chutes, coups, etc., elles n'ont aucune sorte de valeur.

SYMPTOMATOLOGIE. — Pendant longtemps les polypes naso-pharyngiens passent inaperçus. C'est à peine si un peu de gêne de la respiration, de l'enchifrènement, et quelques rares épistaxis, appellent l'attention des malades. C'est plutôt une céphalalgie sourde, tenace, parfois localisée, qui éveille leur attention et leur fait réclamer les soins du médecin. Un peu plus tard, les tumeurs augmentant de volume, l'enchifrènement est plus marqué, il se produit un écoulement muqueux ou muco-purulent par les fosses nasales, la voix devient nasonnée, surtout lorsque le néoplasme vient toucher le voile du palais. Le malade éprouve la sensation d'un corps étranger, puis souvent un certain degré de surdité, une diminution ou même la perte complète de l'odorat. La déglutition elle-même est plus ou moins gênée, les liquides ingérés ont tendance à refluer par les fosses nasales, l'émission de certaines consonnes (b, d, g, k, etc.) est difficile ou même impossible par suite de l'immobilisation du voile du palais. Déjà à cette époque, il est possible d'apercevoir la tumeur; soit par l'examen direct avec le miroir ou par le toucher digital. C'est là ce que Duplay appelle la deuxième période ou celle des troubles fonctionnels.

Bientôt après commencent à apparaître les déformations osseuses. Les troubles précédents arrivent alors à leur maximum, la respiration nasale est impossible, les épistaxis se renouvellent fréquentes et très abondantes, contribuant à affaiblir le malade. Le côté de la face correspondant à la tumeur se déforme, l'œil est projeté hors de l'orbite, les fosses temporales et zigomatiques s'empâtent, le visage se boursouffle, le creux parotidien s'efface, le voile du palais est fortement déjeté en avant; et la voûte palatine abaissée vers la cavité buccale. Les cavités crâniennes elles-mêmes peuvent être envahies et le cerveau graduellement comprimé réagit parfois avec assez de peine pour que cette complication puisse passer inaperçue pendant la vie du malade et n'être reconnue qu'à l'autopsie ou pendant le cours de l'opération. Pourtant on a observé dans quelques cas, des phénomènes nerveux graves, du coma, des névralgies et des troubles de la sensibilité. Arrivée à cette période, il n'est pas rare de voir la tumeur venir faire hernie à l'extérieur, soit dans la bouche, par derrière le voile palatin, soit par les narines ou la cavité orbitaire.

Anatomie pathologique. — Le point d'implantation exact des fibromes des fosses nasales est encore très contesté, mais en général on peut dire qu'ils prennent naissance sur la voûte basilaire, au voisinage du trou déchiré postérieur et des apophyses ptérygoïdes. L'origine des polypes naso-pharyngiens, toujours profonde, se fait aux dépens du périoste qui tapisse les os de cette région.

Les polypes sont presque toujours solitaires, attachés à la muqueuse par une large base, ils ont l'aspect d'une masse charnue, rougeâtre, résistante et immobile. Souvent mamelonnés, inégaux, ils envoient, dans tous les sens, des prolongements qui viennent combler au début toutes les anfractuosités de la cavité du nez. Le volume de ces tumeurs, parfois considérable, peut atteindre la grosseur du poing et déformer la face en déjetant tous les os qui la composent, pouvant même user et détruire le tissu osseux lui-même.

La structure des polypes naso-pharyngiens les fait classer dans la catégorie des fibromes, ils sont constitués par un tissu terne, jaunâtre, peu élastique, criant sous le scalpel. Composés d'un grand nombre de mamelons isolés, comme les fibromes utérins, ils se distinguent de ces derniers par l'absence de fibres musculaires lisses. Comme bien des tumeurs, ils sont susceptibles de passer par des phases d'évolution régressive, mais jamais ils ne se ramollissent, ni ne s'ulcèrent comme certains néoplasmes malins. Toutefois, on les a vu subir, dans quelques cas, la dégénérescence graisseuse ou kystique (Cloquet, Cruveilher, Maisonneuve, cités par Duplay). Quant à leur transformation en cancer, admise par Boyer, le fait est loin d'être prouvé.

Diagnostic. — Au début, le diagnostic pourrait offrir quelques difficultés, mais on est rarement consulté à cette période de la maladie. Dans tous les cas, même au début, l'examen rhinoscopique permettrait déjà de reconnaître l'existence d'une tumeur unique, vasculaire, plus ou moins volumineuse, implantée par une large base sur la région basilaire ou la voûte sphéno-pharyngienne, symptômes qui suffiraient pour faire rejeter l'idée d'un polype muqueux.

Plus difficile sera le diagnostic entre une tumeur pharyngienne de mauvaise nature, un sarcome par exemple, et un polype naso-pharyngien, surtout si le néoplasme malin est développé chez un enfant (voy. FIG. 33, p. 206). Ce serait alors l'accroissement rapide du sarcome, sa consistance mollasse, l'apparition d'ulcération et surtout l'existence d'engorgements ganglionnaires qui permettraient de fixer le diagnostic. Dans tous les cas, si l'erreur était commise, elle serait peu grave, puisque le traitement serait le même dans les deux cas.

La fluctuation et la marche du mal empêcheraient de confondre un abcès rétro-pharyngien avec les fibromes de cette région.

Le diagnostic du polype naso-pharyngien étant posé, il faut encore rechercher le point d'implantation du néoplasme, l'existence et la direction de ses prolongements. De même, il faut tâcher d'établir avec le doigt introduit dans le pharynx, le volume de la production morbide, son degré de résistance et de mobilité.

Enfin, si on le peut, on devra essayer de reconnaître s'il existe des prolongements intra-crâniens de la tumeur. C'est ici que l'examen ophtalmoscopique pourra rendre quelques services et qu'il faudra s'attacher à rechercher les troubles qui pourraient indiquer une compression cérébrale.

Marche, durée, terminaison. — Les fibromes ont

une marche lente, mais certaine et progressive. Très rarement, ils sont susceptibles de rétrograder.

La durée de la maladie dépend du développement de la tumeur, de la fréquence des hémorragies, de leur abondance et du siège du polype. En général, ce dernier met de six mois à trois ans pour atteindre son développement maximum.

Si la guérison a pu se produire spontanément par élimination et gangrène de la tumeur, il faut considérer ces faits comme exceptionnels et bien se rappeler qu'habituellement les fibromes naso-pharyngiens entraînent la mort.

Pronostic. — L'existence d'une production morbide de la nature de celle que nous étudions ici est toujours chose grave. L'accroissement rapide du néoplasme, l'apparition fréquente d'hémorragies viennent assombrir le pronostic et forcer le chirurgien à intervenir rapidement et d'une manière radicale pour sauver la vie du malheureux atteint de cette terrible affection.

Traitement. — Le nombre de moyens préconisés pour détruire les polypes naso-pharyngiens est tellement considérable, qu'à l'exemple des autres auteurs nous croyons nécessaire d'établir des divisions entre ces diverses méthodes de traitement.

A. Les unes *simples*, ayant pour but de détruire le polype sans atteindre les parties molles, telles que l'*exsiccation*, la *cautérisation* (pâte de Canquoin), la *compression*, l'*excision*, sont à peu près abandonnées soit à cause de leurs inconvénients, soit plutôt à cause de leur inutilité avérée.

L'*arrachement* peut être un bon procédé lorsque le néoplasme est inséré au niveau du pharynx, et qu'il ne se rattache au squelette que par un faible pédicule pouvant être facilement ébranlé et même déchiré, mais en général ce moyen est peu pratique. Il en est de même de la rugination proposée par Velpeau.

La *ligature*, par contre, a compté d'assez nombreux partisans, mais le point difficile est de faire passer la tumeur dans l'anse destinée à l'enserrer. Cette méthode a encore l'inconvénient de laisser un large pédicule qui pourra servir de point de départ à une récidive. Si l'on était décidé à employer ce procédé, nous préférerions, dans ce cas, l'excision avec l'anse galvanique.

Citons encore l'électrolyse qui permettrait de détruire, en un laps de temps relativement court, des portions considérables de polype.

B. Les *méthodes composées* consistent à n'attaquer la tumeur qu'après l'avoir mise à jour par une opération préalable. Suivant qu'on attaque le néoplasme par la voûte palatine, par le nez ou par la face, on appelle ces procédés méthode palatine, nasale ou faciale.

La *méthode palatine*, soit par simple incision du voile du palais, soit en ouvrant la voûte palatine (Nélaton), a d'abord l'inconvénient d'offrir une voie trop étroite pour attaquer le point d'implantation de la tumeur, puisque, d'après la judicieuse remarque de Verneuil, c'est la masse centrale du polype qui vient faire hernie par l'ouverture ; de plus, elle expose à des hémorragies abondantes et graves, et enfin elle est très pénible pour le malade dont la bouche est maintenue largement ouverte, quelquefois pendant plusieurs heures.

La *méthode nasale*, qui consiste soit à fendre directement le nez sur une ligne verticale et à écarter les ailes latérales, ou à pratiquer la section du sillon naso-génien et naso labial, avec ou sans destruction de l'aile du nez, ou bien encore à détacher toutes les attaches des cartilages nasaux et de la sous-cloison, de manière à relever le nez en haut, sont d'excellentes méthodes de traitement qui donnent un jour assez considérable pour pénétrer dans les cavités du nez et par conséquent pour enlever complètement le néoplasme. On opère alors soit par excision, soit par arrachement, ou par la ligature et la section avec l'anse galvanique, ou divers serre-nœuds qui n'ont pas les inconvénients de l'arrachement.

Comme il est parfois difficile d'arriver à une extirpation complète du néoplasme en une seule séance, on a imaginé le procédé de la *cure-lente*, qui consiste à laisser la plaie béante et à attaquer graduellement la tumeur par des cautérisations, tout en surveillant les récidives. Cette méthode prudente n'a que l'inconvénient d'exposer les malades aux difformités consécutives et à laisser subsister longtemps une plaie plus ou moins hideuse,

La *méthode faciale* consiste à réséquer le maxillaire

supérieur (Syme, Michaux, Flaubert, etc., etc.). Nous ne décrirons pas ici les procédés employés pour pratiquer cette résection, dont tous les détails opératoires sont minutieusement décrits dans les traités de chirurgie opératoire. Disons seulement que si cette méthode est douloureuse, si elle laisse après elle une difformité notable de la face, avec troubles de la mastication et de la phonation, nécessitant plus tard l'emploi d'un appareil prothétique, elle a du moins l'avantage d'ouvrir une voie assez large par laquelle le chirurgien met à découvert le polype presque tout entier avec ses divers prolongements. C'est, à notre avis, une opération décisive, qui convient à tous les cas où le polype volumineux a envoyé des prolongements multiples, qu'aucune des méthodes précédentes ne permettrait d'atteindre.

Par ce procédé, il devient possible d'extirper complètement le néoplasme et d'assurer une guérison radicale par la destruction des derniers débris du pédicule. Enfin, la difformité qui en résulte n'est pas aussi grande, ni aussi apparente qu'on pourrait le supposer tout d'abord, surtout lorsqu'on a eu la précaution de conserver le périoste orbitaire. Cette partie se régénère, et le reste des parties molles prend assez de consistance pour cacher l'énorme perte de substance due à l'absence du maxillaire (Duplay).

Une fois la tumeur enlevée, on devra cautériser à différentes reprises le point d'implantation. L'on pourra employer soit le chlorure de zinc, soit de préférence le fer rouge qui permet de mieux localiser l'action caustique sans toucher les parties saines.

CATARRHE ET KYSTE

DE LA BOURSE PHARYNGIENNE

Un travail récent du Dr Tornwaldt (de Dantzig) vient de mettre en lumière une affection peu connue jusqu'à ce jour et que nous ne pouvons passer complètement sous silence. Nous avons déjà, en exposant l'anatomie de la cavité naso-pharyngienne (p. 255), décrit cette sorte de fossette infundibuliforme située sur la partie médiane et moyenne de la voûte pharyngienne. Il nous suffira d'ajouter que la muqueuse qui tapisse cette bourse peut être le siège d'inflammations chroniques déterminant une hypersécrétion muqueuse ou muco-purulente s'écoulant de l'orifice de ce conduit, et venant recouvrir la paroi supérieure de la voûte du pharynx. Si la sécrétion est abondante et suffisamment liquide, elle descend aussi jusque dans le pharynx buccal, surtout dans les cas où toute la muqueuse de l'arrière-nez est enflammée ; on observe alors tous les symptômes du catarrhe naso-pharyngien habituel sur lequel nous venons d'insister suffisamment plus haut pour qu'il nous soit inutile d'y revenir ici. (Voir p. 255).

Il est bon toutefois d'ajouter que si le conduit de la bourse pharyngienne vient à s'obstruer, on pourra observer de véritables tumeurs kystiques faisant une saillie plus ou moins considérable dans l'arrière-cavité du nez.

La durée de l'affection étant fort longue, c'est à elle qu'il faudra songer dans les cas de catarrhe naso-pharyngien rebelles et ayant résisté à tous les traitements habituels employés pour le combattre.

Le traitement consiste à enlever les sécrétions desséchées et cautériser la bourse pharyngienne soit avec du nitrate d'argent (solution au 1/10e), soit avec le galvano-cautère, dans le but d'obstruer cet infundibulum et d'arrêter la sécrétion qui en découle en déterminant la formation d'un tissu cicatriciel. S'il existe une poche kystique on l'ouvrira d'abord et l'on tâchera d'obtenir ensuite l'accolement des parois de la tumeur.

DE LA DOUCHE, OU IRRIGATION NASALE

(DOUCHE DE WEBER)

La douche nasale, ou irrigation, est un moyen thérapeutique employé si fréquemment dans les maladies des fosses nasales, que nous croyons utile de donner quelques indications sur la manière de pratiquer ce mode de lavage du nez. En effet, autant la douche bien employée peut être fructueuse pour le malade, autant elle devient nuisible lorsqu'elle est faite sans méthode, sans discernement et sans indications bien nettes.

Tous les praticiens comprendront l'utilité de ces sortes d'injections dont le but est non seulement de balayer les mucosités purulentes ou autres qui se trouvent accumulée dans les cavités du nez, mais qui agissent aussi par les principes médicamenteux qu'elles contiennent.

Ces sortes de douches produisent des effets salutaires sur la plupart des inflammations chroniques de la muqueuse nasale, de même qu'elles peuvent servir pour l'expulsion des corps étrangers contenus dans les narines.

Nous n'avons pas à nous occuper ici des indications de cette méthode, mais de la manière dont elle doit être mise en pratique.

Quelle que soit la nature du liquide injecté, ce dernier devra toujours être tiède (Weber, Schalle, etc.),

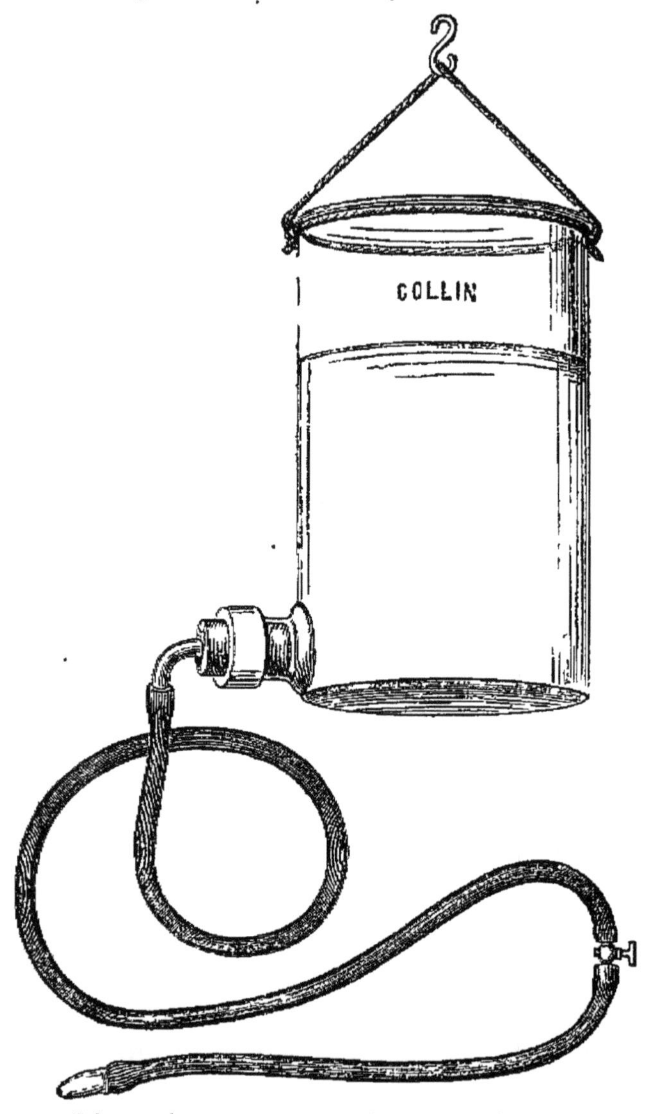

Fig. 51. — Réservoir avec tuyau de caoutchouc pour irrigations nasales. — Ce dernier est muni d'un robinet pour modérer à volonté le jet de l'injection.

et osciller entre 25° à 30°. Car, si le liquide est trop

froid, non seulement il impressionnera désagréablement la muqueuse pituitaire, mais il déterminera une irritation plus ou moins grande de cette membrane et parfois une abolition momentanée de l'odorat.

Le liquide sera injecté dans les fosses nasales avec un injecteur ou siphon, ou, mieux encore, avec un simple irrigateur dont on pourra modérer ou activer

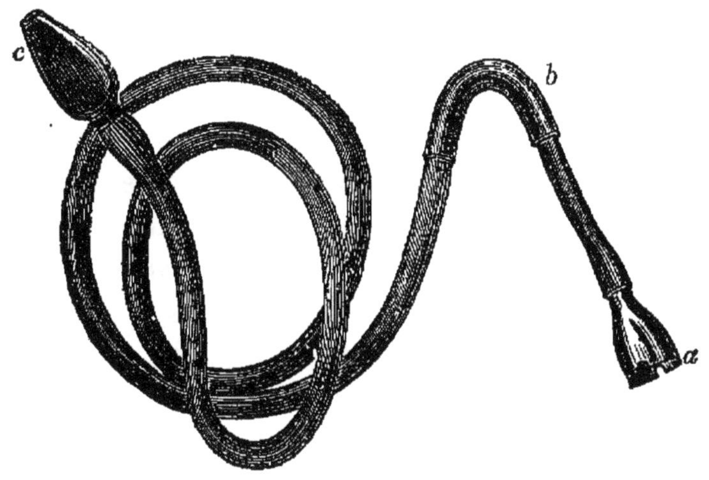

Fig. 52. — Tube siphon pour irrigation.

b, Coude métallique ; — *c*, Extrémité destinée à plonger au fond du récipient contenant le liquide; — *a*, Embout olivaire sur lequel on pourra adapter la canule nasale ci-contre.

le jet à volonté suivant les besoins du moment. En général, s'il suffit d'un pression assez faible pour faire passer le liquide d'une narine dans l'autre, quelquefois cependant il faudra donner de petites secousses dans le but de détacher certaines sécrétions épaisses ou très adhérentes à la muqueuse.

Quel que soit le moyen employé pour faire pénétrer le liquide médicamenteux dans le nez, le point capital sera de diriger convenablement l'injecteur de manière à éviter son introduction dans les sinus frontaux, ou tout au moins, pour empêcher le jet de venir doucher la base du crâne et occasionner ensuite des maux de têtes violents, qui forcent les malades à renoncer à ce moyen thérapeutique.

C'est pour avoir oublié ces précautions préliminaires, ou pour avoir poussé leurs injections trop violemment dans les cavités du nez que bien des praticiens n'ont pu employer la douche de Weber.

Pour éviter ces inconvénients, il suffira d'avoir présents à la mémoire la disposition des fosses nasales et le trajet que doit suivre le liquide pour faire le tour de la cloison. Si l'on se rappelle que, contrairement à l'opinion admise dans le public, les fosses nasales se dirigent non pas en haut, vers la base du crâne, mais directement en arrière vers le pharynx, l'on comprendra facilement combien il est utile, lorsqu'on prescrit la douche de Weber à un malade, ayant des idées absolument fausses sur l'anatomie du nez, de bien lui indiquer et, au besoin même, lui montrer la manière de l'employer.

Pour ma part, et pour éviter toute explication anatomique qui risquerait fort d'être mal comprise, ou mal interprétée par le patient, je me sers non pas d'olives, mais d'une canule coudée à angle droit (FIG. 53). De cette manière, il me suffit de recommander au malade de tenir le manche de la canule *en bas* vers le menton, *éloigné d'environ 4 ou 5 centimètres* de ce dernier, pour que le jet se trouve ainsi bien dirigé, c'est-à-dire que l'ouverture dont est percée la canule, regarde directement en arrière vers le pharynx suivant le plancher des fosses nasales; c'est-à-dire dans la position voulue pour que l'injection soit utile au malade.

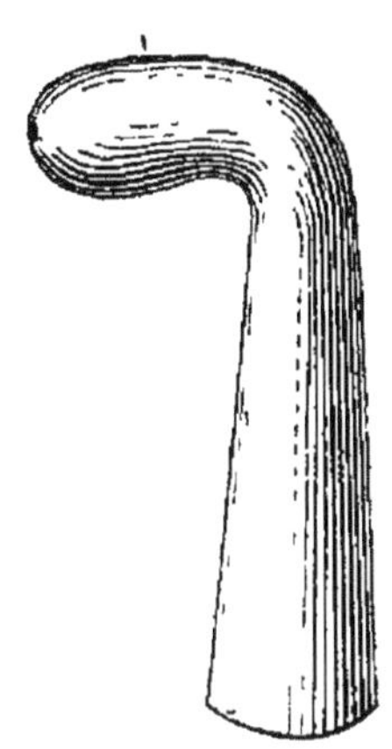

Fig. 55. — Canule nasale coudée à angle droit.

1. Extrémité de la canule s'adaptant sur l'embout du tuyau de l'irrigateur ou du siphon ; — 2. Extrémité nasale percée d'un trou et destinée à être introduite dans l'une des narines ; — 3. Portion coudée de la canule, légèrement renflée pour bien fermer l'orifice de la narine dans laquelle elle est introduite.

Pendant l'irrigation, la tête doit être légèrement inclinée en avant et la bouche largement ouverte. Au besoin, il pourra même être utile, au début, de faire prononcer la voyelle A, de manière à favoriser le redressement du voile du palais et à empêcher ainsi le liquide de tomber dans l'arrière-gorge.

J'ai en outre l'habitude d'avertir les malades que la douche doit se faire presque d'elle-même sans leur occasionner de maux de tête et que si ces derniers apparaissent après l'injection c'est, que celle-ci n'a pas été faite selon les règles que je viens d'indiquer.

Enfin, il peut aussi arriver que le liquide pénètre par les trompes d'Eustache, jusque dans l'oreille moyenne ; lorsque cet inconvénient, somme toute assez rare, se produit, il convient de ralentir le jet de la douche et parfois même de la supprimer pour la remplacer par la simple aspiration du liquide médicamenteux.

INDEX BIBLIOGRAPHIQUE

PUBLICATIONS PÉRIODIQUES

Archiv. für Ohrenheilkunde. 1864-85.
Monatsschrift für Ohrenheilkunde, 1867-85.
Archiv. fur Augen u. Ohrenheilkunde, 1869-1878; suivi en allemand par le *Zeitschrift fur Ohrenheilkunde,* et en anglais par le *Archives of Otology,* 1871-1885.
Annales des maladies de l'oreille et du larynx, 1875-1885.
American Journal of Otology. 1879-1882.
Revue mensuelle de laryngologie, d'otologie et de rhinologie, fondée et publiée par le Dr E. J. Moure, 1880-1885.
Archives of Laryngology, 1880-1882.
Archivii Italiani di Laryngologia, 1881-1885.
Bollettino delle malattie dell' Orecchio, della gola, etc., 1883-1885.
Anales de Otologia y Laryngologia, 1883-1885.
Internationales Centralblatt für Laryngologie, Rhinologie, und Wissenschaften, 1884-1885 (Felix Semen).
Revista di Laryngologia, Otologia, etc., 1885.
Archivio internazionale di Otajatria, Rinojatria, etc., 1885.

TRAITÉS

Follin et Duplay. — *Traité de pathologie externe* (voir *Nez*), Paris, 1874.
Spencer Watson. — *Diseases of the Nose and its accessory cavities.* Londres, chez Lewis Gower Street, 136, 1875.

Dictionnaire de médecine et de chirurgie, du professeur Jaccoud. (Article *Nez*, 1877.)

Dictionnaire encyclopédique des sciences médicales, du Dr Dechambre. (Articles *Nez* et *Coryza*, 1878 et 1879.)

VOLTOLINI. — *Die Rhinoscopie und Pharyngoskopie*. Breslau (2e édit.), 1879, chez E. Morgenstern.

SOLIS COHEN. — *Diseases of the Throat and Nasal Passages*, 2e edit., 1879. New-York, chez William Wood e Company.

C. MICHEL. — *Traité des maladies des fosses nasales et de la cavité naso-pharyngienne*. Traduit de l'allemand, par le Dr Capart. Bruxelles, 1879, chez H. Manceaux.

B. FRAENKEL. — *Allgemeine Diagnostik und Therapie der Krankheiten der Nase des. Nasenrachenraums*, etc., In *Ziemssen's Handbuch der spec. Pathol. und Therap*. IV Band, 1. Hâlfte, 2e édit., 1879. Leipzig, chez F. C. W. Vogel.

BOSWORTH, F.-H. — *A Manuel of Diseases of the Throat and Nose*. New-York, chez William Wood e Company, 1881.

MIOT et BARATOUX. — *Traité théorique et pratique des maladies de l'oreille et du nez*, 1884. Paris, chez A. Delahaye et Lecrosnier, 1re partie.

M. BRESGEN. — *Pathologie und Therapie der Nasen-Mundrachen und Kelhlkopf Krankheiten*. Urban et Schwarzenberg, Wien et Leipzig, 1884.

MORELL-MACKENZIE. — *A Manuel of Diseases of the throat and Nose*, vol. II, 1884.

SCHECH PH. — *Die Krankheiten der Mundhohle, des Rachens und der Nase*. Wien, 1885, chez Tœplitz et Deuticke.

BEVERLEY-ROBINSON. — *A Practical Treatise on Nasal Catarrh*. New-York, chez William Wood e Company, 1885.

TABLE DES MATIÈRES

PATHOLOGIE

TUMEURS DES FOSSES NASALES

MALADIES DE LA CAVITÉ NASO-PHARYNGIENNE

EXPLICATION DES PLANCHES

EXPLICATION DES PLANCHES

PLANCHE I

Fig. 1. — Coupe sagittale du crâne d'un nouveau-né. — Partie antérieure de la moitié droite (d'après Zuckerkandl).

a, cornet inférieur;

b, cornet moyen;

c, cornet supérieur;

d, quatrième cornet supplémentaire, dont l'existence n'est pas constante.

Fig. 2. — Coupe frontale de la charpente osseuse du maxillaire supérieur vu par la face postérieure (d'après Zuckerkandl).

Cette coupe montre : 1° un rétrécissement considérable des fosses nasales, par suite d'une transformation du cornet moyen (*a*), en forme de boule (Umwandlung in eine grosse Blase)

2° Une déviation de la cloison *b*, venant s'ajouter à une étroitesse préexistante des cavités nasales.

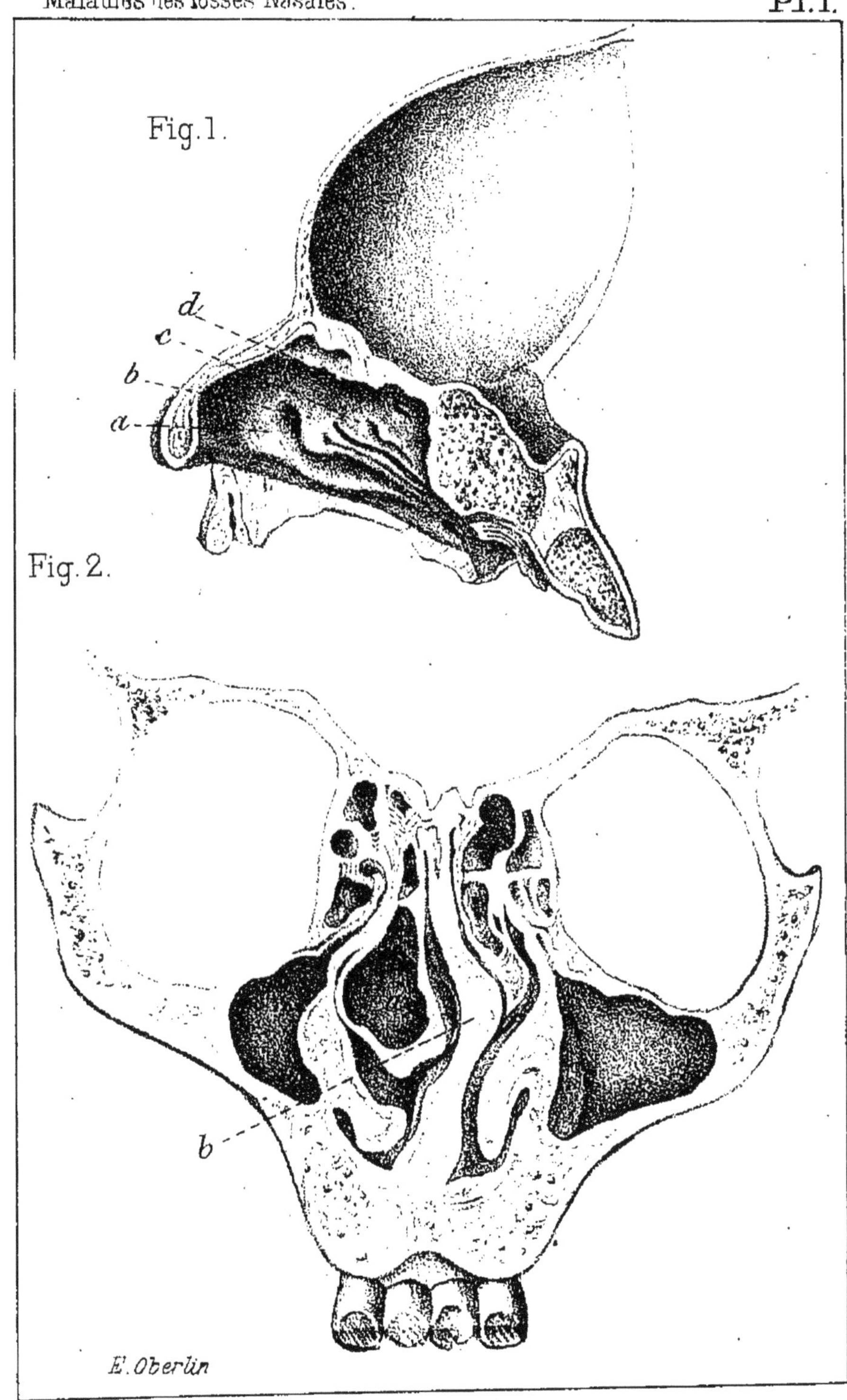

O. Doin Éditeur, Paris.

PLANCHE II

Fig. 3. — Charpente osseuse, vue de face, offrant un bel exemple de déviation de la cloison cartilagineuse. Cette dernière déviée touche la surface externe de la narine gauche.

La voûte osseuse du nez est légèrement déprimée au niveau de sa partie inférieure par une fracture ; cette lésion vient encore augmenter la déviation (d'après Zuckerkandl).

Fig. 4. — Fosse nasale droite (d'après Zuckerkandl).

a et *b*, représentent deux polypes muqueux volumineux, insérés par un double pédicule.

c, tumeur kystique implantée sur la muqueuse par une large base (kyste de la muqueuse).

d, infundibulum.

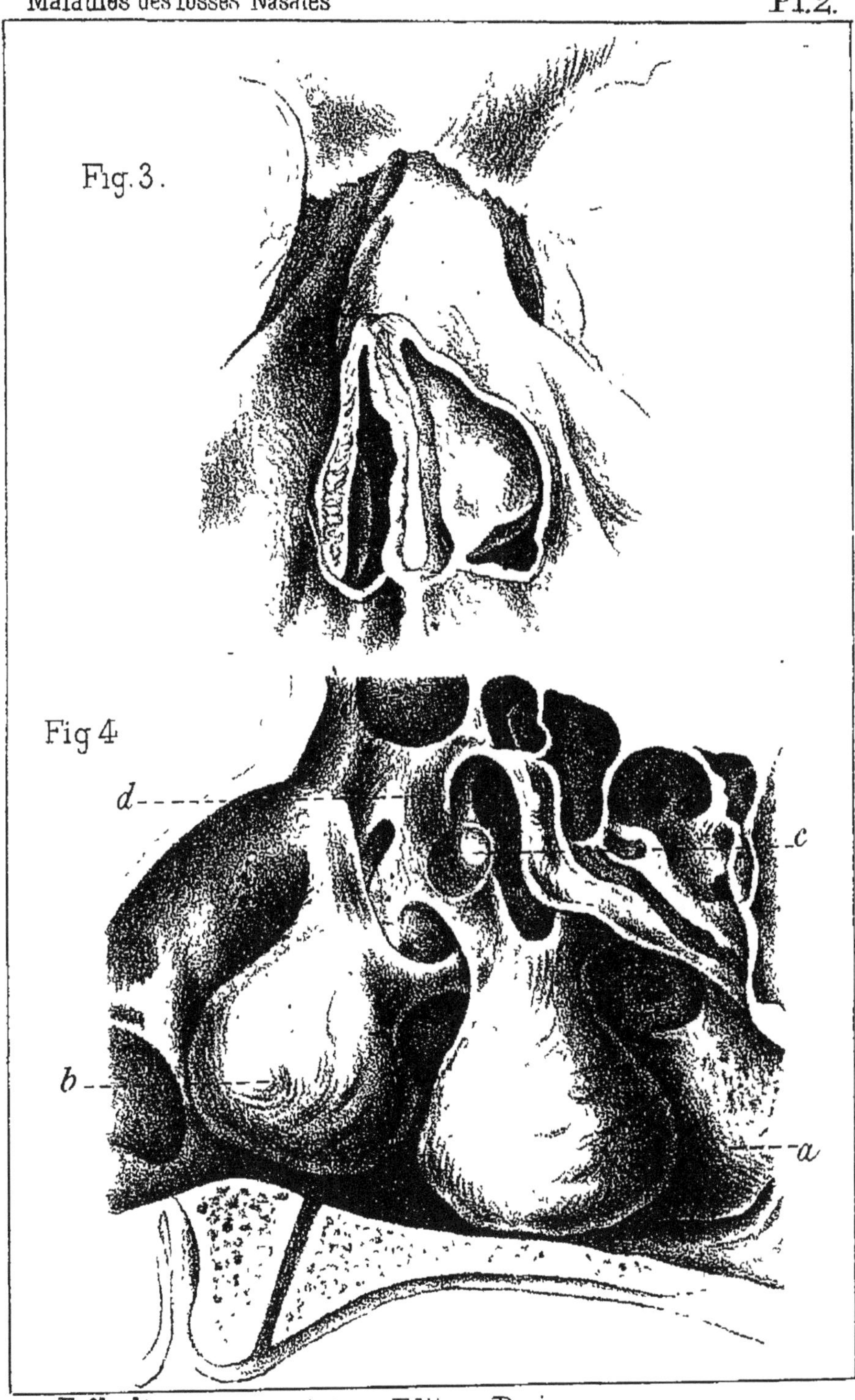

E. Oberlin

O. Doin Editeur, Paris.

PLANCHE III

Fig. 5. — Perforation de la cloison des fosses nasales (*a*) (d'après Zuckerkandl).

Fig. 6. — Coupe représentant le côté droit des fosses nasales chez un malade atteint de coryza atrophique (d'après Zuckerkandl).

a, cornet inférieur notablement atrophié, réduit à une simple bandelette;

b, lèvre postérieure de la trompe d'Eustache;

c, orifice de la trompe d'Eustache;

d, méat moyen considérablement agrandi par suite de l'atrophie des cornets.

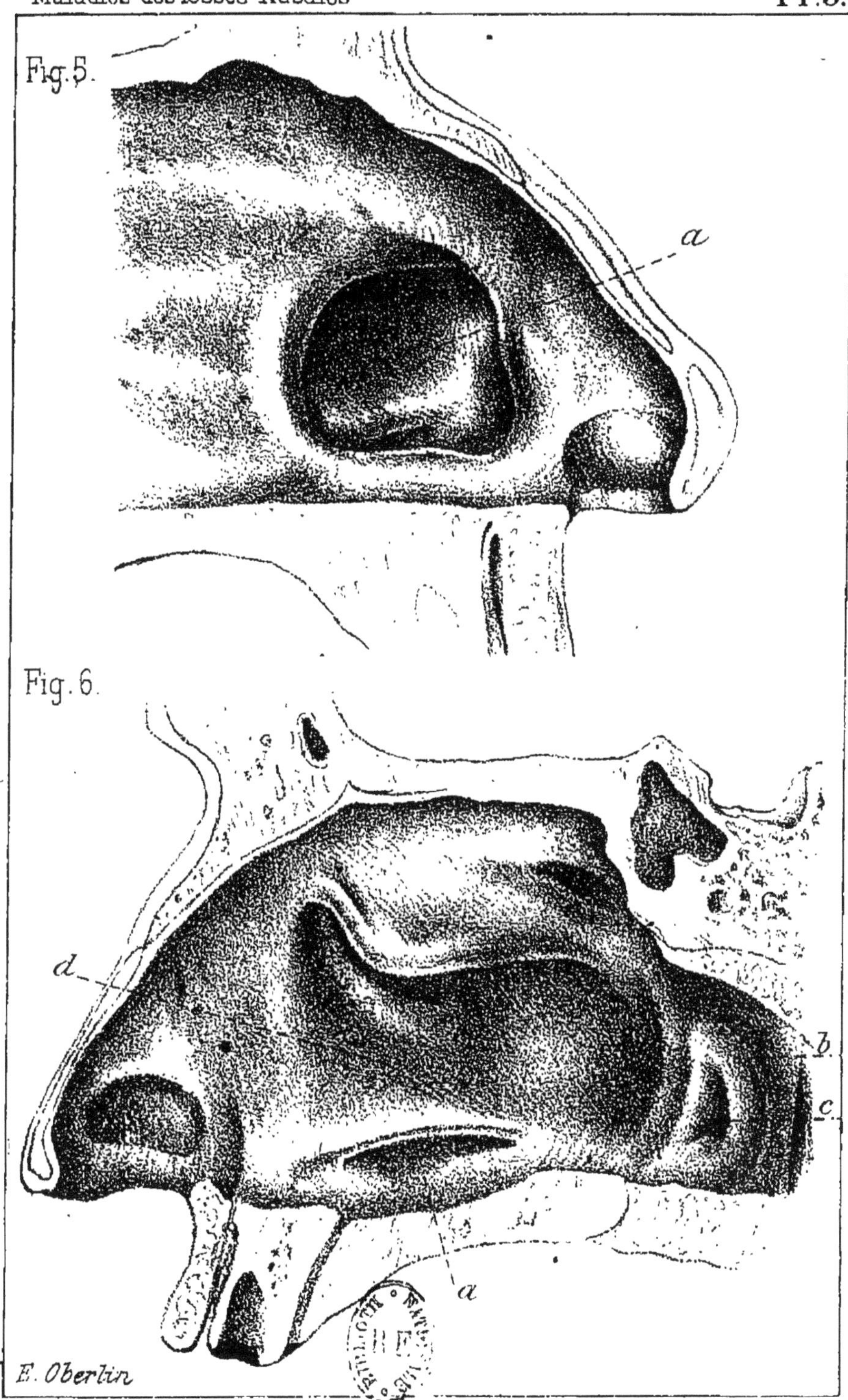

O. Doin Editeur, Paris.

PLANCHE IV

Fig. 7. — Coupe frontale des fosses nasales montrant la muqueuse qui recouvre les cornets inférieurs surtout, notablement hypertrophiée, et venant rétrécir le calibre des fosses nasales.

a, cornet inférieur dont la surface est globuleuse, vu par derrière;

c, tissu osseux du cornet;

b, cornet moyen également augmenté de volume;

d, cloison médiane des fosses nasales (Dr E.-J. Moure, del.).

Fig. 8. — Coupe antéro-postérieure montrant la fosse nasale droite.

a et *b*, petits polypes prenant naissance dans le méat moyen;

d, cornet inférieur légèrement hypertrophié dans sa partie moyenne, et présentant en *b* une hypertrophie muriforme de sa surface postérieure;

e, cornet moyen offrant, mais à un degré moindre, les mêmes lésions que le précédent (Dr E.-J. Moure, del.)

ÉVREUX, IMPRIMERIE DE CHARLES HÉRISSEY.

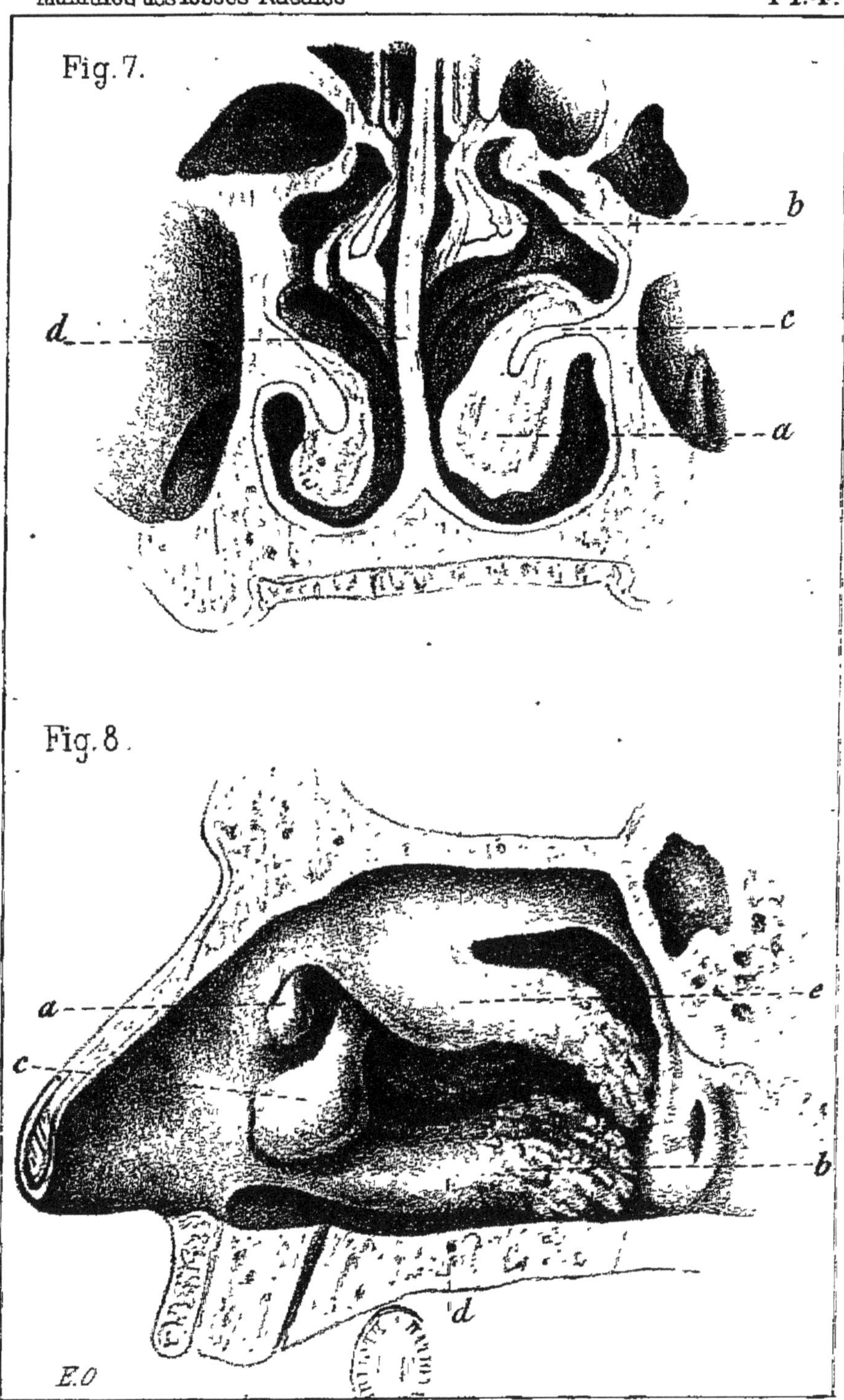

O. Doin Éditeur, Paris.

DICTIONNAIRE

DE

THÉRAPEUTIQUE

DE MATIÈRE MÉDICALE, DE PHARMACOLOGIE, DE TOXICOLOGIE

ET DES EAUX MINÉRALES

Par le Dr DUJARDIN-BEAUMETZ

Membre de l'Académie de médecine et du Conseil d'hygiène et de salubrité de la Seine, Médecin de l'hôpital Cochin.

PARAISSANT PAR FASCICULES DE 180 PAGES A 2 COLONNES

AVEC DE NOMBREUSES FIGURES DANS LE TEXTE

ONZIÈME FASCICULE

Parus précédemment : Tome Ier (fascicule 1 à 5)... 25 fr.
— Tome II (fascicule 6 à 10)... 25 fr.

L'ouvrage sera complet en 4 volumes. Les tomes III et IV paraîtront comme les deux premiers en 10 fascicules.

Tous les fascicules se vendent séparément 5 francs.

Commencée en avril 1882, la publication du **Dictionnaire de thérapeutique** s'est régulièrement continuée jusqu'à ce jour, et nous annonçons aujourd'hui le deuxième volume de cette œuvre importante. Contrairement à ce qui arrive généralement pour les ouvrages qui se publient par fascicules, le *Dictionnaire* a pu paraître à sa date fixe et sans retard, quoique le plan primitif ait été singulièrement élargi et dépassé.

Outre la *Matière médicale* et la *Thérapeutique* qui y sont traitées avec un soin de détails et une étendue considérable, cet ouvrage contient encore une énorme quantité de matières concernant les *Eaux minérales* francaises et étrangères. Nous n'hésitons pas à déclarer qu'aucun ouvrage spécial n'est aussi complet, à cet égard, que le *Dictionnaire* de M. Dujardin-Beaumetz.

L'apparition des nouveaux fascicules va suivre une marche encore plus rapide que celle des derniers parus, les manuscrits des différents articles sont entre les mains du secrétaire de rédaction jusqu'à la lettre R, ce qui nous permet d'annoncer, avec certitude, que l'œuvre sera complète dans le courant de l'année 1887.

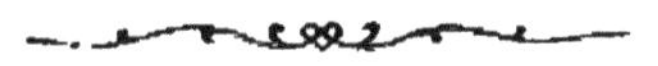

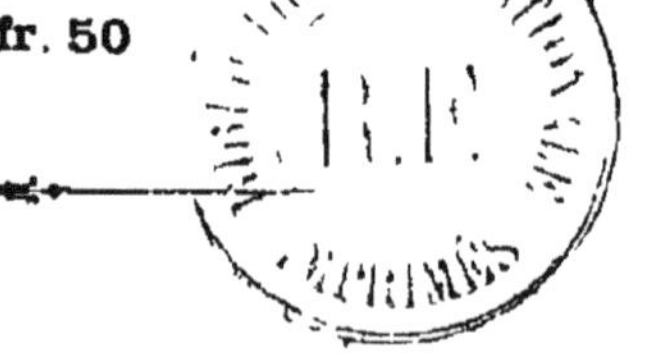
R.F.

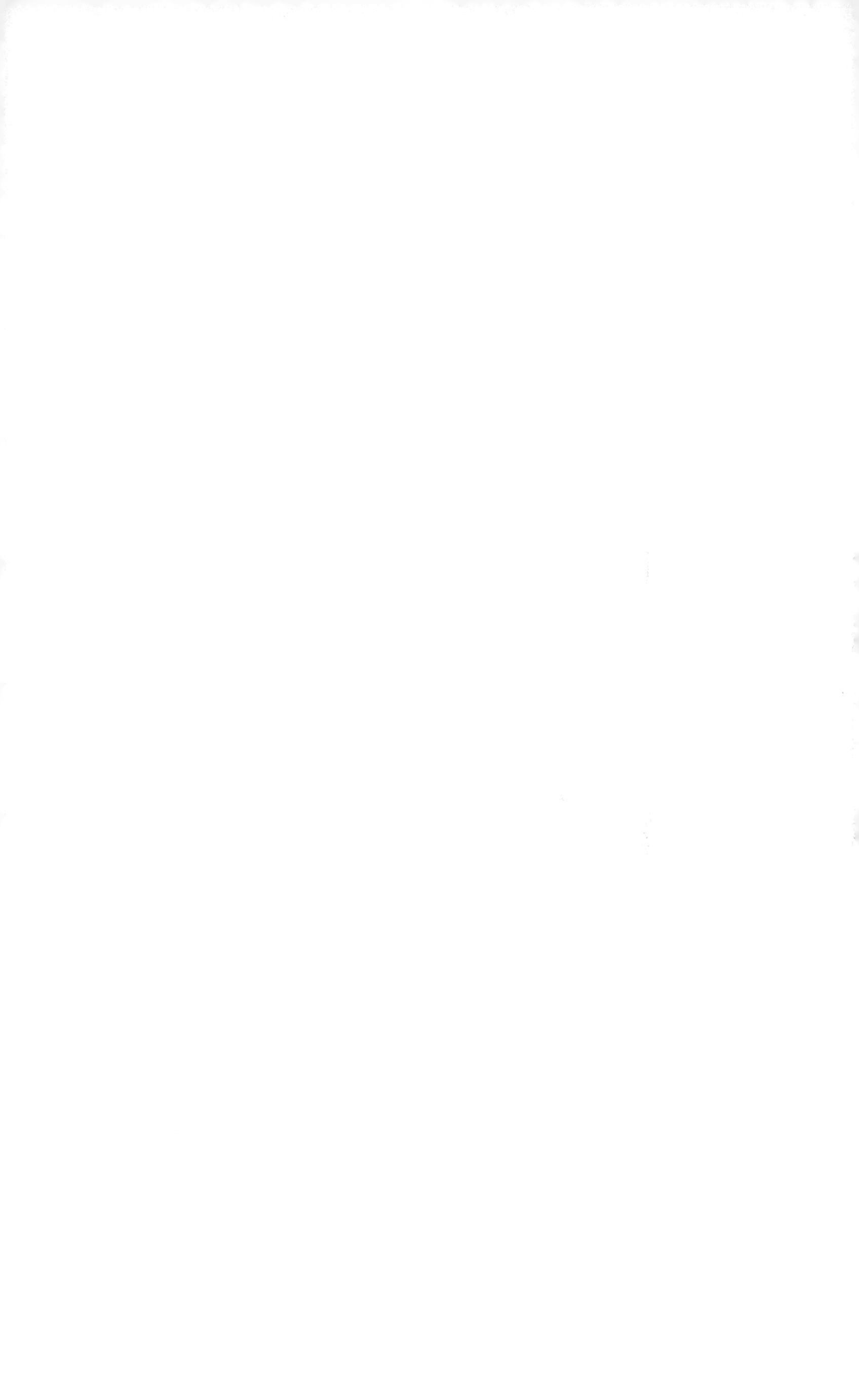

www.ingramcontent.com/pod-product-compliance
Ingram Content Group UK Ltd.
Pitfield, Milton Keynes, MK11 3LW, UK
UKHW020200250726
13967UKWH00003B/1176